心臓を守る！
ミネラルコルチコイド受容体拮抗薬

MRAの実力をQ&Aで解き明かす

編集 岡山大学大学院医歯薬学総合研究科
循環器内科学教授
伊藤 浩

文光堂

■ 執筆者一覧 (執筆順)

中川　　仁	奈良県立医科大学循環器内科
斎藤　能彦	奈良県立医科大学循環器内科
瀬田　公一	国立病院機構京都医療センター腎臓内科
笠原　正登	奈良県立医科大学附属病院臨床研究センター
佐藤　迪夫	熊本大学大学院生命科学研究部分子遺伝学分野
野出　孝一	佐賀大学医学部循環器内科
星野　良朋	横浜労災病院内分泌・糖尿病センター
槇田　紀子	東京大学医学部附属病院腎臓・内分泌内科
森澤　紀彦	香川大学医学部薬理学
西山　　成	香川大学医学部薬理学
山本　一博	鳥取大学医学部病態情報内科学分野（第一内科）
倉林　正彦	群馬大学大学院医学系研究科内科学講座循環器内科学
八木田佳樹	川崎医科大学脳卒中医学
廣瀬　　玲	横浜労災病院内分泌・糖尿病センター
新山　　寛	久留米大学医療センター循環器内科
甲斐　久史	久留米大学医療センター循環器内科
栗原　　勲	慶應義塾大学医学部内科学教室腎臓内分泌代謝内科
伊藤　　裕	慶應義塾大学医学部内科学教室腎臓内分泌代謝内科
三好　　亨	岡山大学大学院医歯薬学総合研究科循環器内科学
名越　智古	東京慈恵会医科大学内科学講座循環器内科
吉村　道博	東京慈恵会医科大学内科学講座循環器内科
垣尾　勇樹	岡山大学大学院医歯薬学総合研究科腎・免疫・内分泌代謝内科学
内田　治仁	岡山大学大学院医歯薬学総合研究科CKD・CVD地域連携包括医療学講座
赤﨑　雄一	鹿児島大学大学院医歯学総合研究科心臓血管・高血圧内科学
大石　　充	鹿児島大学大学院医歯学総合研究科心臓血管・高血圧内科学
藤野　貴行	旭川医科大学循環・呼吸・神経病態内科
長谷部直幸	旭川医科大学循環・呼吸・神経病態内科
松永　圭司	香川大学医学部循環器・腎臓・脳卒中内科学
南野　哲男	香川大学医学部循環器・腎臓・脳卒中内科学
藤原　健史	自治医科大学内科学講座循環器内科学部門
苅尾　七臣	自治医科大学内科学講座循環器内科学部門
藤澤　　諭	岡山大学病院内分泌センター
大塚　文男	岡山大学大学院医歯薬学総合研究科総合内科学
中村　一文	岡山大学大学院医歯薬学総合研究科循環器内科学
松島　将士	九州大学病院循環器内科
筒井　裕之	九州大学大学院医学研究院循環器内科学
猪又　孝元	北里大学北里研究所病院循環器内科
絹川弘一郎	富山大学大学院医学薬学研究部内科学第二
織原　良行	兵庫医科大学内科学循環器内科
増山　　理	JCHO星ヶ丘医療センター
安斉　俊久	北海道大学大学院医学研究院循環病態内科学
彦惣　俊吾	大阪大学大学院医学系研究科循環器内科学
坂田　泰史	大阪大学大学院医学系研究科循環器内科学
内海　仁志	山口大学大学院医学系研究科器官病態内科学
矢野　雅文	山口大学大学院医学系研究科器官病態内科学
河野　浩章	長崎大学大学院医歯薬総合研究科循環器内科学
前村　浩二	長崎大学大学院医歯薬総合研究科循環器内科学
澤村　昭典	名古屋大学大学院医学系研究科循環器内科学
室原　豊明	名古屋大学大学院医学系研究科循環器内科学
笠間　　周	群馬大学大学院医学系研究科内科学講座循環器内科学
土井　正行	香川県立中央病院循環器内科
伊藤　　慎	国立循環器病研究センター臨床研究部
北風　政史	国立循環器病研究センター臨床研究部
森田　　宏	岡山大学大学院医歯学総合研究科先端循環器治療学
櫻木　　悟	国立病院機構岩国医療センター循環器内科
長友　大輔	福岡県済生会福岡総合病院循環器内科
伊藤　貞嘉	東北大学大学院医学系研究科内科病態学講座腎・高血圧・内分泌学分野
伊藤　　浩	岡山大学大学院医歯薬学総合研究科循環器内科学
佐藤　敦久	国際医療福祉大学医学部腎臓内科/国際医療福祉大学三田病院腎臓・高血圧内科
柏原　直樹	川崎医科大学腎臓・高血圧内科学
板野　精之	川崎医科大学腎臓・高血圧内科学
山本　浩一	大阪大学大学院医学系研究科老年・総合内科学
楽木　宏実	大阪大学大学院医学系研究科老年・総合内科学
柴田　洋孝	大分大学医学部内分泌代謝・膠原病・腎臓内科学講座
東　　晴彦	愛媛大学大学院医学系研究科循環器・呼吸・腎高血圧内科学講座
山口　　修	愛媛大学大学院医学系研究科循環器・呼吸・腎高血圧内科学講座
大西　勝也	大西内科ハートクリニック
柴田　　茂	帝京大学医学部内科学講座腎臓内科
市原　淳弘	東京女子医科大学内分泌内科学講座
山田臣太郎	東京大学大学院医学系研究科循環器内科学
小室　一成	東京大学大学院医学系研究科循環器内科学

序　文

　ミネラルコルチコイド受容体拮抗薬（MRA）は従来アルドステロン拮抗薬といわれていたものである．スピロノラクトン，エプレレノンは古くからある薬であるが，降圧効果もあまり強くなく，利尿効果も弱い．さらに，高カリウム血症への懸念や糖尿病性腎症で使いにくいなど，ネガティブイメージが先行しているため実際には使用頻度はあまり高くない．これらの薬がアルドステロン拮抗薬ではなくなぜMRAと名称が変更されたのか，その理由すら知らない医師も多いのが現状である．そのため，レニン-アンジオテンシン-アルドステロン系という概念にとらわれるあまり，ACE阻害薬（ARB）でアルドステロンは制御可能であると考えている人も少なくない．ところが，近年，ミネラルコルチコイド受容体（MR）の新しいバイオロジーが続々と明らかになり，高血圧，慢性腎臓病（CKD），メタボリックシンドローム，2型糖尿病，動脈硬化そして心不全の病態進展に重要な役割を果たすことがわかってきた．特に，収縮不全患者ではMRAは必須の薬剤である．さらに，従来のMRAの副作用を軽減させた非ステロイド型MRAが市販され，MRAの降圧を超えた多面的な心血管保護作用を再認識する必要に迫られている．本書はMRの最新の病態生理からMRAの臨床エビデンス，そして非ステロイド型MRAへの展望などをQ&A形式でわかりやすく各分野のエキスパートに解説していただいている．

　日々の循環器診療にどのようにMRAを役立てたらよいかヒントを得ることができたと言っていただければ執筆者一同の喜びである．

2019年2月

伊藤　浩

目次 CONTENTS

PART 1 アルドステロンとMRを理解する

- **Q1** ミネラルコルチコイド受容体(MR)はどのようなものでしょうか？ その働きとともに教えてください ... 002
- **Q2** MRの腎上皮細胞における作用を教えてください ... 006
- **Q3** MRは腎臓以外に広く分布すると聞きました．どのような臓器に分布するのか，そしてその役割についても教えてください ... 008
- **Q4** アルドステロンは副腎皮質だけでなく他の組織でも産生されると聞きました．それに関して教えてください ... 010
- **Q5** 組織にはコルチゾールが高濃度存在し，アルドステロンとほぼ同じ親和性でMRに結合すると聞きました．なぜ，腎上皮細胞ではMRにアルドステロンのみ作用するのでしょうか？ ... 012
- **Q6** 組織にはコルチゾールが高濃度存在し，アルドステロンとほぼ同じ親和性でMRに結合すると聞きました．心筋のMRではコルチゾールとアルドステロンがどのような関係になるのでしょうか？ ... 014
- **Q7** なぜアルドステロン拮抗薬ではなく，ミネラルコルチコイド受容体拮抗薬(MRA)と呼ぶようになったのでしょうか？ ... 016
- **Q8** アルドステロンの非上皮作用(腎上皮以外)に関して教えてください ... 018
- **Q9** アルドステロンとアンジオテンシンIIおよび交感神経系との相互作用に関して教えてください ... 021
- **Q10** アルドステロンのゲノム作用と非ゲノム作用を教えてください ... 023
- **Q11** MRはどのようなとき，あるいは刺激で活性化されるのでしょうか？ ... 025
- **Q12** 心不全，CKDや2型糖尿病でMRは活性化されているのでしょうか？ ... 028
- **Q13** MRAに抗炎症作用効果があると聞きました．その機序に関して教えてください ... 030
- **Q14** MR活性化の中枢神経に対する生理的そして病的作用について教えてください ... 032
- **Q15** MR活性化の血管に対する病的作用に関して教えてください ... 034
- **Q16** MR活性化の心臓に対する病的作用に関して教えてください ... 036
- **Q17** MR活性化の腎臓に対する病的作用に関して教えてください ... 039
- **Q18** ACE阻害薬そしてARBでも出現するアルドステロンブレークスルーの機序と病的意義を教えてください ... 041

PART 2　MRAの臨床効果を検証する

降圧薬としてのMRA

- Q19 ● 欧米，日本の高血圧ガイドラインにおけるMRAの位置づけを教えてください ……… 044
- Q20 ● スピロノラクトンとエプレレノンの使い分けに関して教えてください ……… 046
- Q21 ● ACE阻害薬・ARBにMRAを加えるときのメリットと注意点を教えてください ……… 048
- Q22 ● MRAと併用するとより強い降圧効果が得られる組み合わせを教えてください ……… 051
- Q23 ● 原発性アルドステロン症の病態と治療方針を教えてください ……… 054

心不全

- Q24 ● MRAの多施設共同試験を解説する(HFrEF)：RALES試験 ……… 057
- Q25 ● MRAの多施設共同試験を解説する(HFrEF)：EMPHASIS-HF研究とJ-EMPHASIS-HF研究 ……… 059
- Q26 ● HFrEF患者にはtriple blockadeが必要といわれています．なぜ，ACE阻害薬やβ遮断薬にMRAを加えると相加効果を出すのでしょうか？ ……… 062
- Q27 ● HFrEF患者ではACE阻害薬やARBを最大限まで使用しないとMRAを併用してはいけないのでしょうか？ あるいは，MRAの先行投与はいけないのでしょうか？ ……… 064
- Q28 ● HFrEF患者の入院急性期からMRAを使用したほうがよいでしょうか？ ……… 067
- Q29 ● HFrEF患者にMRAを用いる場合に徐々に増量したほうがよいでしょうか？ ……… 070
- Q30 ● ガイドラインではNYHA Ⅱ度からMRAが推奨されていますが，NYHA Ⅰ度の患者には使用すべきでしょうか？ ……… 072
- Q31 ● 超重症のHFrEF患者にもMRAは使うべきでしょうか？ ……… 074
- Q32 ● MRAはHFrEF患者の突然死を減少させると聞きました．そのエビデンスと機序を教えてください ……… 077
- Q33 ● MRAの多施設共同試験を解説する(HFpEF)：TOPCAT試験 ……… 079
- Q34 ● HFpEF患者にはMRAは無効なのでしょうか？ 軽症例に使用するメリットはあるでしょうか？ ……… 082
- Q35 ● MRAの多施設共同試験を解説する(心筋梗塞)：EPHESUS試験 ……… 084
- Q36 ● MRAには交感神経抑制作用があるのでしょうか？ ……… 086
- Q37 ● どのような心筋梗塞患者にMRAが推奨されるのでしょうか？ ……… 088
- Q38 ● MRAの心肥大抑制効果に関して教えてください ……… 090
- Q39 ● MRAでしばしば高K血症が問題になりますが，心不全患者における適正な血清K値に関して教えてください ……… 092

血管保護作用

Q40 MRA の血管内皮機能とスティフネスに対する効果を教えてください ……………… 094

Q41 MRA の心血管イベント予防効果とその機序に関して教えてください ……………… 097

利尿薬としての MRA

Q42 ループ利尿薬単独よりも MRA を加えたほうがよいといわれています．なぜなのでしょうか？ その理由を教えてください ……………………………………………………… 100

Q43 慢性心不全患者の利尿における MRA そしてサイアザイドの役割を教えてください … 102

腎保護効果

Q44 MRA は腎不全患者で使いにくい印象があります．腎保護効果はあるのでしょうか？ … 104

Q45 MRA は糖尿病性腎症の蛋白尿に対する効果があると聞きました．そのエビデンスと機序を教えてください ……………………………………………………………………… 107

状況別使用法

Q46 75 歳以上の高齢高血圧患者に対する MRA の適応と注意点に関して教えてください … 110

Q47 高血圧を合併する 2 型糖尿病患者に MRA を使用するメリットと注意点を教えてください … 112

MRA の副作用とその対策

Q48 MRA で誘発される高 K 血症の機序とそのハイリスク群を教えてください ………… 114

Q49 MRA の高 K 血症対策：どこまで許容し，どのように対応したらよいのか教えてください … 116

Q50 MRA の禁忌に関して教えてください …………………………………………………… 118

PART 3 次世代 MRA の可能性を探る

Q51 非ステロイド型 MRA とはどのようなものでしょうか？ ……………………………… 122

Q52 非ステロイド型 MRA はスピロノラクトン，エプレレノンと異なり，どのような利点があるのでしょうか？ ………………………………………………………………………… 126

Q53 非ステロイド型 MRA にはどのようなものがあるのでしょうか？ …………………… 128

Q54 非ステロイド型 MRA の降圧効果に関して教えてください …………………………… 130

Q55 非ステロイド型 MRA の腎保護効果の機序と糖尿病腎症に対する効果に関して教えてください …………………………………………………………………………………… 132

Q56 非ステロイド型 MRA の心不全に対する効果に関して教えてください ……………… 134

Q57 非ステロイド型 MRA の副作用に関して教えてください ……………………………… 136

索引 ……………………………………………………………………………………………… 138

PART 1

アルドステロンと MR を理解する

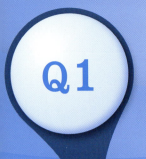

Q1 ミネラルコルチコイド受容体（MR）はどのようなものでしょうか？ その働きとともに教えてください

中川　仁・斎藤能彦

- MRは，アルドステロンまたはコルチゾールがリガンドとして結合すると，核内に移行して転写因子として働き，遺伝子発現を調節する．
- MRは全身に広く分布しており，上皮組織における電解質の調整だけでなく，非上皮組織においても生理学的・病理学的作用を認める．

MRはアルドステロンとコルチゾールの受容体である

　硬骨魚類以降，コルチコステロン（ヒトではコルチゾール）の受容体として，高親和性のType 1受容体〔後にミネラル（ミネラロ，鉱質）コルチコイド受容体 mineralocorticoid receptor（MR）と命名〕と低親和性のType 2受容体〔後にグルココルチコイド受容体 glucocorticoid receptor（GR）と命名〕が存在する．コルチゾールは日内変動だけでなく，基礎状態からストレス状態においても幅広く濃度変化するため，2種類の受容体は濃度変化を受けながら相互に影響し合っていると考えられている[1]．その後，陸上に進出する過程で，血圧・体液貯留のためにNaの維持が必要になり，新規のリガンドとしてアルドステロンを獲得した．アルドステロンはコルチゾールと同等の親和性でType 1受容体に結合し，Type 2受容体にはほとんど結合しない．アルドステロンの血中濃度はコルチゾールの1/100～1/1,000倍であり，Type 1受容体はコルチゾールに占拠され作用できないため，アルドステロンの標的臓器では，コルチゾールを不活化する11β-水酸化ステロイド脱水素酵素タイプⅡ 11β-hydroxysteroid dehydrogenase type 2（11β-HSD 2）が発現し，アルドステロンのType 1受容体への作用を可能にしている．アルドステロンの作用が明らかになり，Type 1受容体をMR，Type 2受容体をGRと命名されるようになったため，MRはアルドステロンのみの受容体であるという誤解を招いている[2]（図1）．

　11β-HSD 2は腎臓・腸・汗腺・唾液腺などの上皮細胞に存在し，アルドステロンのMRに対する作用を可能にしており，腎臓の尿細管においては，MRを介した上皮型Naチャネル epithelial sodium channel（ENaC）の作用によりNaを吸収する．アルドステロンによる多彩な生理学的機能が明らかになり，腎臓での電解質調整の作用を古典的作用と表すことが多い．一方，非上皮細胞においては，11β-HSD 2はほとんど存在しないため，MRの多くはコルチゾールが結合し作用していると考えられている．

MRの作用機序

　細胞質に存在するMRにアルドステロンまたはコルチゾールが結合すると，MRは2量体を形成し

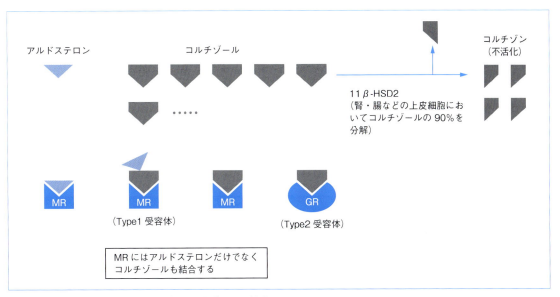

図1 MRに対するアルドステロンとコルチゾールの結合

て核内に移行し hormone response element(HRE)に結合する．そして，ステロイド受容体共活性化剤 steroid receptor coactivators(SRC)やペルオキシソーム増殖因子活性化レセプターγ共役因子 peroxisome proliferator activated receptor gamma coactivator 1 alpha(PGC-1α)などの coregulator と協調して，転写因子として遺伝子発現を制御する（ゲノム作用）．近年ではリガンド特異的な coactivator も見つかっており，アルドステロンとコルチゾールのMRに対する作用の違いが存在することが示唆されている．心筋細胞，腎臓ポドサイトやマクロファージにおいて，nicotinamide adenine dinucleotide phospnate(NADPH)オキシダーゼや酸化ストレス増加が Rho family small GTPase である ras-related C3 botulinum toxin substrate 1(Rac1)を介してMRの genomic 作用を活性化することも明らかになっている[3]．

一方，アルドステロン/MRの遺伝子発現を介さない数分以内の急性作用（非ゲノム作用）が心筋細胞，血管平滑筋や血管内皮細胞で知られている．アルドステロンがMRに結合すると，受容体型チロシンキナーゼの上皮増殖因子受容体 epidermal growth factor receptor(EGFR)，G蛋白質共役受容体であるアンジオテンシンⅡ受容体タイプ1 angiotensin receptor type 1(AT$_1$)や膜貫通型エストロゲン受容体 G protein coupled estrogen receptor 30 (GPR30)（別名 G protein-coupled estrogen receptor 1；GPER1)が活性化され，活性酸素種 Reactive Oxygen Species(ROS)の産生を介して分裂促進因子活性化蛋白質キナーゼ mitogen-activated protein kinase(MAPK)シグナルを活性化する（図2）．また，転写因子である活性化T細胞核因子 nuclear factor of activated T cells(NFAT)やcAMP 応答配列結合蛋白 CAMP response element binding protein(CREB)にもクロストークし，最終的には遺伝子発現にも関与するため，non-genomic effect と genomic effect は相互に影響を与えていると考えられている[4]．

さらに近年では，caveolin を介して細胞膜に存在するMRも発見され，ゲノムと非ゲノムの両方の作用を認めることも明らかになりつつある．

MRは全身の組織に分布している

MRは全身の組織に広く分布しており，脳・心臓・腎臓・血管・腸上皮・単球などの組織・細胞で

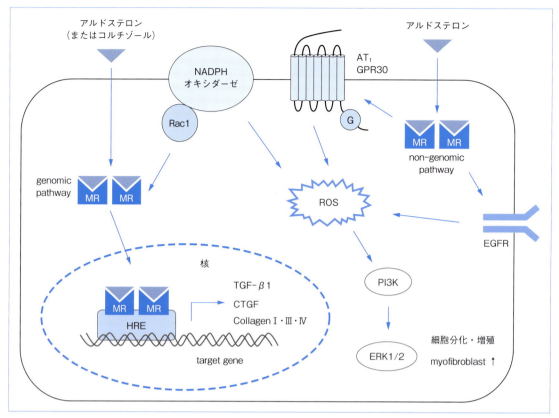

図2　MRの作用機序
心臓と腎臓において，アルドステロンまたはコルチゾールは細胞質に存在するMRに結合すると，MRは2量体を形成して核内に移行し，転写因子として遺伝子発現を制御する（genomic pathway）．マクロファージ，心筋細胞や腎臓ポドサイトにおいて，NADPHはRac1を介したMRの活性化を引き起こす．一方，血管平滑筋細胞において，アルドステロンはMRに結合すると，細胞膜に存在するEGFR，AT_1やGPR30を活性化し，酸化ストレスを介してMAPKシグナルを活性化し，線維芽細胞などを増殖させる（non-genomic pathway）．
TGF-β1：transforming growth factor-beta1 形質転換増殖因子 ベータ1，CTGF：connective tissue growth factor 結合組織成長因子，ERK：extracellular signal-regulated kinases ERK 細胞外シグナル調節キナーゼ，PI3K：phosphoinositide-3 kinase

生理学的役割を担っているが，高食塩や酸化ストレスなどの条件下では病理学的作用を認める．MRの病理学的作用としては，脳の交感神経を活性化，心臓の心筋肥大と間質の線維化，腎臓の間質の線維化と尿細管でのNa再吸収による高血圧，血管周囲の線維化と内皮機能の低下，マクロファージによる組織の線維化があげられる[5]（図3）．

このようにMRは全身の組織に広く分布しており，アルドステロンによる電解質の作用だけでなく，各組織において重要な生理学的・病理学的作用を認めることが確認されている．

●● 文献 ●●

1) Joëls, M et al：The coming out of the brain mineralocorticoid receptor. Trends Neurosci 31：1-7, 2008
2) 岩﨑泰正ほか：ミネラルコルチコイド受容体の機能と病態. 医学のあゆみ 221：693-697, 2007
3) Tesch, GH et al：Mineralocorticoid Receptor Signaling as a Therapeutic Target for Renal and Cardiac Fibrosis. Front Pharmacol 8：313, 2017
4) Ruhs, S et al：30 YEARS OF THE MINERALOCORTICOID RECEPTOR：Nongenomic effects via the mineralocorticoid receptor. J Endocrinol 234：T107-124, 2017
5) Jaisser, F et al：Emerging Roles of the Mineralocorticoid Receptor in Pathology：Toward New Paradigms in Clinical Pharmacology. Pharmacol Rev 68：49-75, 2016

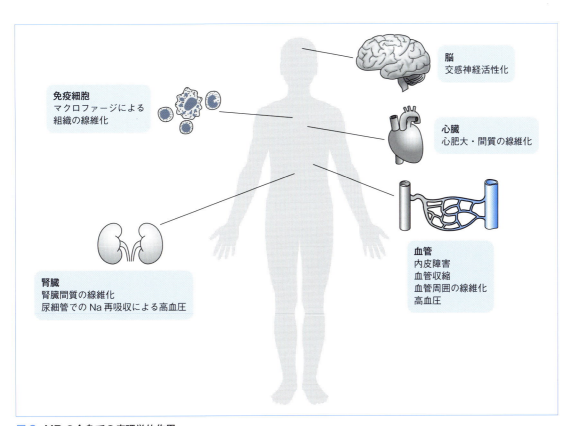

図3 MRの全身での病理学的作用

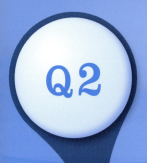

Q2 MRの腎上皮細胞における作用を教えてください

瀬田公一・笠原正登

- MRは主に結合尿細管および皮質集合管においてNa再吸収とK排泄の調節を行っている．
- 最近になって，サイアザイド利尿薬の標的である遠位尿細管のNa$^+$-Cl$^-$共輸送体の発現にMRが関与していることがわかってきた．

はじめに

アルドステロンが作用を及ぼす尿細管の部位をアルドステロン感受性遠位ネフロン aldosteron-sensitive distal nephron（ASDN）と呼び，遠位曲細管 distal convoluted tubule（DCT）の遠位部1/3から，接合尿細管 connecting tubule（CNT），集合管 collecting duct（CCD）までが含まれる[1]．ASDNの上皮細胞でのミネラルコルチコイド受容体（MR）の作用について述べる．

MRの「古典的」作用

腎臓におけるアルドステロンによるNa再吸収とK排泄の作用は古くから知られており，「古典的」作用と呼ばれる．MRはアルドステロンが結合すると，serum-and glucocorticoid-regulated kinase 1（SGK1）の発現増加とリン酸化を促進する．リン酸化されたSGK1は，結合尿細管および皮質集合管主細胞において，管腔側（尿細管側）と基底膜側（血管側）それぞれに作用する．管腔側では，SGK1は主に次に示す3つの機序で上皮型Naチャネル epithelial sodium channel（ENaC）の発現を制御している[2]（図1）．

① MRが活性化されていない状態では，neural precursor cell-expressed developmentally down-regulated gene 4-2（Nedd4-2）はENaCをユビキチン化して分解している．MRが活性化されると，リン酸化されたSGK1が，Nedd4-2をリン酸化し，Nedd4-2のENaCへの親和性を低下させて，Nedd4-2のENaCによるユビキチン化を阻害する．
② リン酸化されたSGK1がwith-no-lysine kinase 4（WNK4）をリン酸化すると，WNK4によるENaCのエンドサイトーシスが抑制される．
③ リン酸化されたSGK1はENaCそのものをリン酸化することで，ENaCを細胞膜に移行させる．

アルドステロンはSGK1を介する経路のほか，グルココルチコイド誘発ロイシンジッパー glucocorticoid-induced leucine zipper（Gilz）を介して分裂促進因子活性化蛋白質キナーゼ mitogen-activated protein kinase（MAPK）経路を抑制することで細胞外シグナル調節キナーゼ1/2 extracellular signal-regulated kinase 1/2（ERK 1/2）によるENaCへの抑制を阻害する．また，腎特異質リジンキナーゼ1 kidney-specific with-no-lysine kinase 1（KS-WNK1）を介してENaCを活性化させる経路もある．

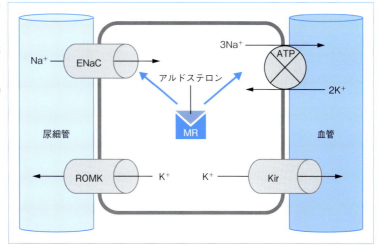

図1 結合尿細管および皮質集合管主細胞でのアルドステロンの作用
アルドステロンはMR依存性にENaC, ROMK, Na^+-K^+-ATPaseを活性化させることでNa再吸収とK排泄を司る.
Kir：inwardly rectifying potassium channel 基底膜側Kチャネル

　活性化されたMRは以上の機序により，ENaCの尿細管管腔側での発現を増加させて，尿細管管腔から上皮細胞内へのNaの取り込みを増加させる.

　一方で，リン酸化されたSGK1は基底膜側（血管側）に存在するナトリウム-カリウム-アデノシントリフォスファターゼNa^+-K^+-adenosine triphos-phatase（Na^+-K^+-ATPase）を活性化させる. 活性化されたNa^+-K^+-ATPaseは，上皮細胞内から血液側へのNaの移行を促進する.

　以上の結果，MRは尿細管上皮細胞でのNa再吸収を促す.

　MRの活性化によってENaCからのNaの再吸収が促進されることで尿細管腔へのKの排泄に適した電気的な勾配が形成され，管腔側のKチャネルであるrenal outer medullary K^+channel（ROMK）を介してKが排泄される.

MRの腎上皮細胞への作用に関する最近の知見

　最近，アルドステロンが遠位尿細管にも作用することがわかってきた. アルドステロンによってリン酸化されたSGK1は遠位曲尿細管においてはWNK4をリン酸化することで，WNK4によるNa^+-Cl^-共輸送体sodium-chloride cotransporter（NCC）の不活化を抑制し，Na再吸収を促進する方向にはたらく[3].

●● 文献 ●●

1) Pearce, D et al：Collecting duct principal cell transport processes and their regulation. Clin J Am Soc Nephrol 10：135-146, 2015
2) Valinsky, WC et al：Aldosterone, SGK1, and ion channels in the kidney. Clin Sci 132：173-183, 2018
3) Rozansky, DJ et al：Aldosterone mediates activation of the thiazide-sensitive Na-Cl cotransporter through an SGK1 and WNK4 signaling pathway. J Clin Invest 119：2601-2612, 2009

Q3 MRは腎臓以外に広く分布すると聞きました．どのような臓器に分布するのか，そしてその役割についても教えてください

佐藤迪夫・野出孝一

A
- MRは腎臓以外にも，心臓・血管平滑筋・脂肪組織・大腸・汗腺・唾液腺・中枢神経系・マクロファージ/単球などに広く分布している．
- MRの腎臓以外での役割は多岐にわたり，近年では心臓および血管の線維化・心肥大・心室性不整脈などへの関与が解明され，その重要性が改めて認識されている．
- 他にエネルギー代謝や炎症，認知症・抑うつなど，幅広い関与が明らかになりつつある．

上皮組織におけるMRの作用は？

大腸・汗腺・唾液線などの上皮組織では，腎臓遠位尿細管における作用と同様に水分・電解質の調整を行っている．その作用機序は広く知られているように[1]，管腔側において上皮型Na$^+$チャネル epithelial sodium channel（ENaC）の発現を促進する一方で，血管基底膜側ではNa$^+$-K$^+$-ATPaseを活性化させ，Na$^+$と水の再吸収を促進することによる．

心血管系におけるMRの作用は？

心臓局所におけるレニン・アンジオテンシン・アルドステロン産生，MRの発現が証明されており，MRを介した心臓リモデリングのメカニズムが注目されている[2]．詳細は別項に譲るが，例えば心筋細胞においてはMR以下のシグナル亢進により活性酸素 reactive oxidative stress（ROS）の産生増加を介して，心リモデリングが促進することが明らかになっている．また，血管内皮においては intercellular adhesion molecule-1（ICAM-1）・vascular cell adhesion molecule-1（VCAM-1）の発現亢進によりマクロファージの集積を促すことで炎症を惹起し，血管線維化を誘導する．また一方では，一酸化窒素 nitric oxide（NO）合成低下により，血管内皮機能を低下させる．さらに，血管平滑筋においてもL-type Ca^{2+}チャネルの不活化やROS産生を介して血管収縮を促し，結果的に高血圧をもたらす[3]．以上のようなMRを起点としたメカニズムは古典的な電解質・水分調整作用とは独立して心不全・高血圧を惹起・増悪させることがわかり，ミネラルコルチコイド受容体拮抗薬 mineralocorticoid receptor antagonist（MRA）の降圧を超えた心血管保護作用に関心が集まっている．

脂肪細胞におけるMRの作用は？

脂肪組織における白色脂肪細胞では，メタボリックシンドローム・インスリン抵抗性との関連から，MRの作用が報告されている[4]．図1[4]に示すように脂肪組織でMR発現が亢進すると，炎症性サイトカインが誘導され，慢性炎症・インスリン抵抗性を惹起する．さらに局所でのアルドステロン産生が亢進し，パラクライン作用により，負のスパイラルへと陥る．また，この過程で白色脂肪細胞の分化・肥大化を促すことも報告されている．

免疫細胞における MR の作用は？

単球・マクロファージにおいて MR シグナルは M1 マクロファージへの分化を誘導し，相対的に M2 マクロファージが減少する[4]．そのため対象組織において，M1 マクロファージによる炎症性サイトカイン産生を介した炎症が惹起されることとなる．また，MR を抑制することで肝臓マクロファージ（Kupffer cells）や骨髄由来のマクロファージにおける lipopolysaccharide-induced tumor necrosis factor-alpha（LPS-induced TNAF-α）発現が抑制されることで，非アルコール性脂肪性肝炎 non-alcoholic steatohepatitis（NASH）を抑制することが明らかになっている．

中枢神経系における MR の作用は？

詳細は別項に譲るが，原発性アルドステロン症の研究から，過剰なアルドステロンはうつ病や認知症との関連が報告されており，前脳ニューロン特異的な MR ノックアウトマウスでは興奮と不安の制御困難による学習効率の低下が示されている[5]．逆に MR 過剰発現マウスでは不安が軽減することが報告されており，実際のうつ病患者において前脳ニューロン MR が相対的に減少することを報告した論文と矛盾しない．また，体液・血圧維持についても傍室核における MR は交感神経を介して関与し，MR 過剰作用により食塩感受性高血圧が誘発される．このメカニズムは「副腎皮質刺激ホルモン放出ホルモン corticotropin releasing hormon（CRH）→副腎皮質刺激ホルモン adreno corticotropic hormon（ACTH）→ミネラルコルチコイド」の系による血圧維持とは独立したメカニズムとして注目を集めている．

おわりに

以上，本項では腎臓以外の MR の分布・作用について概説した．古典的な腎臓における Na^+・水分調節作用とは独立した各組織におけるさまざまな

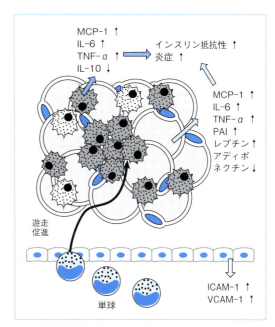

図1 脂肪組織における MR 作用
脂肪組織で MR からのシグナルが活性化すると，炎症性サイトカインの産生亢進を介して，慢性炎症・インスリン抵抗性・脂肪細胞肥大・分化が誘導される．
MCP-1：monocyte chemoattractant protein-1 単球走化性蛋白-1, IL-6：interleukin-6 インターロイキン-6, TNF-α：tumor necrosis factor alpha 腫瘍壊死因子α, PAI：plasminogen activator inhibitor プラスミノゲンアクチベーターインヒビター 1

（文献 4）より引用改変）

MR 作用が次々に明らかになりつつある現在，MR について再度注目するきかっけになれば幸いである．

•● 文献 ●•

1) Bhargava, A：Mechanisms of mineralocorticoid action：determinants of receptor specificity and actions of regulated gene products. TRENDS Endocrinol Metabo 15：147-153, 2004
2) Pitt, B et al：Mineralocorticoid receptor antagonists in patients with heart failure：current experience and future perspectives. European Heart Journal-Cardiovascular Pharmacotherapy 3：48-57, 2017
3) Guanghong, Jia et al：Role of mineralocorticoid receptor activation in cardiac diastolic dysfunction. Biochim Biophys Acta Mol Basis Dis 1863：2012-2018, 2017
4) Marzolla, V et al：Mineralocorticoid receptor in adipocytes and macrophages：A promising target to fight metabolic syndrome. Steroids 91：46-53, 2014
5) Elise, P et al：Brain mineralocorticoid receptors in cognition and cardiovascular homeostasis. Steroids 91：20-31, 2014

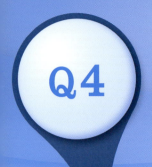

Q4 アルドステロンは副腎皮質だけでなく他の組織でも産生されると聞きました．それに関して教えてください

中川　仁・斎藤能彦

- ラットとヒトの脳の一部において，アルドステロン合成酵素の発現が確認されている．
- ヒトの不全心においてアルドステロン合成酵素の遺伝子発現と，冠静脈洞におけるアルドステロン血中濃度の上昇が報告されている．

アルドステロンの全身での作用

　アルドステロンは生物が海から陸上へと進化する過程で，Naを体内に維持するために獲得されたホルモンである．電解質の調整に関わる腎臓集合管，腸上皮，汗腺などの上皮組織ではコルチゾールを不活化する11β-水酸化ステロイド脱水素酵素タイプⅡ 11β-hydroxysteroid dehydrogenase typeⅡ（11β-HSD2）が存在し，アルドステロンがミネラルコルチコイド受容体（MR）のリガンドとして作用することができ，Naの吸収に関わっている．一方，11β-HSD2の存在しない非上皮組織においてもMRを介した作用が認められており，中枢神経での交感神経の活性化，心筋肥大と間質の線維化，血管内皮機能障害と血管周囲の線維化などの病理学的作用が報告されている．

アルドステロンの合成機序

　アルドステロンは副腎皮質の球状層において合成され，束状層ではコルチゾールが合成される．アルドステロン合成は，コレステロールが副腎に取り込まれてデオキシコルチコステロン deoxycorticosterone（DOC）が合成され，コルチコステロンを経て最後にアルドステロン合成酵素（CYP11β2）の作用によりアルドステロンが合成される．興味深いことに，副腎以外の組織でもCYP11β2の発現が確認されており，微量ながらアルドステロンが産生されることが示唆されている．

アルドステロンは脳においても産生される

　ラットでの実験では脳室に少量のアルドステロンを注入すると血圧が上昇し，少量のミネラルコルチコイド受容体拮抗薬（MRA）を脳室投与すると血圧上昇が抑えられることが報告され，中枢神経でのアルドステロンのMRを介した作用が存在すると考えられている．そして，ラットの扁桃体，小脳，海馬においてCYP11β2の発現が確認され，扁桃体と孤束核においては11β-HSD2もわずかではあるが検出された．一方，ヒトにおいては扁桃体・小脳・海馬でなく，尾状核・脳梁・視床・脊髄においてCYP11β2の発現が確認され，脳においてもアルドステロン合成が可能であることが報告された．副腎からのアルドステロンの一部は血液脳関門を通過できるが，脳内で産生されるアルドステロンもオー

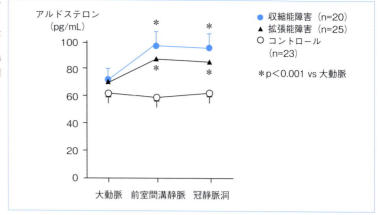

図1 心臓におけるアルドステロンの産生
心不全患者においてカテーテルで大動脈，前室間溝静脈，冠静脈洞から血液を採取したところ，前室間溝静脈と冠静脈洞ではアルドステロン濃度が有意に上昇していた．
（文献3）より引用改変）

トクライン-パラクラインとして局所のMRを活性化していると推察される[1]．

心臓と血管におけるアルドステロン産生の可能性

ヒトの剖検で得られた心臓において，心不全のない症例からはCYP11β2は検出されなかったが，心不全患者の心臓からはCYP11β2の発現が確認できた[2]．さらに，心不全患者の冠静脈洞と大動脈でのアルドステロン血中濃度の差を検討したところ，冠静脈洞では有意にアルドステロンが増加しており，心臓組織においてアルドステロンが合成される可能性が示唆された（図1）[3]．一方，冠静脈洞でのアルドステロン濃度が低下しており，心臓組織で血中のアルドステロンが取り込まれているとの報告もある[4]．

ヒトの肺動脈から採取した血管内皮細胞と平滑筋細胞においてCYP11B2の発現が確認され，高血圧を認めるラットの腸間膜動脈においてもCYP11β2の発現とアルドステロンの産生が報告された．しかし，その後のヒトの内皮細胞を使った研究ではCYP11β2の発現について一定した結果が得られず，血管におけるアルドステロン産生についての結論は出ていない[1]．

副腎以外での組織におけるアルドステロン産生の可能性は示唆されているが，心臓や血管においてはヒトで検討した報告が少ないのが現状である．また，ヒトの脳においては一部の領域ではあるが，アルドステロン合成酵素の発現が確認されており，局所で産生されるアルドステロンの生理学的・病理学的作用が示唆されている．

●● 文献 ●●

1) MacKenzie, SM et al：Non-adrenal synthesis of aldosterone：a reality check. Mol Cell Endocrinol 350：163-167, 2012
2) Yoshimura, M et al：Expression of aldosterone synthase gene in failing human heart：quantitative analysis using modified real-time polymerase chain reaction. J Clin Endocrinol Metab 87：3936-3940, 2002
3) Mizuno, Y et al：Aldosterone production is activated in failing ventricle in humans. Circulation 103：72-77, 2001
4) Tsutamoto, T et al：Spironolactone inhibits the transcardiac extraction of aldosterone in patients with congestive heart failure. J Am Coll Cardiol 36：838-844, 2000

Q5 組織にはコルチゾールが高濃度存在し，アルドステロンとほぼ同じ親和性でMRに結合すると聞きました．なぜ，腎上皮細胞ではMRにアルドステロンのみ作用するのでしょうか？

星野良朋・槙田紀子

- 血中ではコルチゾールはアルドステロンよりも豊富に存在するが，11β-HSD2の働きによりコルチゾールは不活性型のコルチゾンに変換される．
- 11β-HSD2の働きが何らかの理由により阻害されると，コルチゾールによるミネラルコルチコイド作用が顕在化する．

MRはアルドステロン，コルチゾールをともにリガンドとする

ミネラルコルチコイド受容体（MR）は核内受容体スーパーファミリーの一員であり，腎臓尿細管上皮，腸管粘膜上皮，心筋，血管内皮・平滑筋，脳，脂肪組織などで発現が同定されている．副腎皮質の球状層で産生されるアルドステロンはMRを介してそのミネラル（鉱質）コルチコイド作用を発揮しており，腎臓尿細管上皮や腸管粘膜上皮でのNa再吸収を調節することによって細胞外液量の調節を司る．人類の進化の過程で生活の場を塩類が豊富な海から塩類の乏しい陸に変えるにあたり，個体内に塩類を貯留し体液を保持する必要性が生じ，その調節を行う専属のホルモンとしてアルドステロンは血液中で重要な役目を果たすようになったと考えられている．

しかし，MRにはアルドステロンだけでなく，グルコ（糖質）コルチコイドであるコルチゾールも同程度の親和性で結合する．早朝空腹時の血清アルドステロンの基準値が10^2 pg/mL前後，血清コルチゾールの基準値が10 μg/dL（＝10^5 pg/mL）前後であることからもわかるように，血中ではコルチゾールはアルドステロンよりも100〜1,000倍豊富に存在する．このような状況下でコルチゾールに阻害されずにアルドステロンがMRに作用するには，アルドステロンがMRに選択的に結合できるようなメカニズムが必要である．そうでなければアルドステロンとMRの結合は豊富に存在するコルチゾールに阻害されてしまい，ミネラルコルチコイド作用の調節を十分に発揮できなくなってしまう．

11β-HSD2によりアルドステロンのMR選択性がもたらされる

腎臓尿細管などの上皮性組織においてアルドステロンがより豊富に存在するコルチゾールに阻害されずにMRに結合するのは11β-水酸化ステロイド脱水素酵素タイプII 11β-hydroxysteroid dehydrogenase typeII（11β-HSD2）の働きによるものである．11β-HSDは活性型のグルココルチコイドであるコルチゾールと不活性型のコルチゾンの間の相互変換を担う酵素である[1]．2種のアイソザイムが確認されているが，11β-HSD1は体内に広く分布しており，主としてステロイド骨格の11位のケトン基を水酸基に還元してコルチゾンをコルチゾールへと代謝する作用をもつ．一方，11β-HSD2は水酸基をケトン基に酸化することで不活性型のコルチゾンへと変換する作用をもつ．11β-HSD2は腎臓上皮や腸管上皮などの上皮性組織で発現してい

るため，これらの臓器ではコルチゾールはアルドステロンの10倍程度の濃度にまで代謝され，アルドステロンの作用が発揮できると考えられる[2]．(図1a)．漢方薬に含まれる甘草やその主成分であるグリチルリチンを投与中に高血圧や低K血症などのアルドステロン過剰症状を引き起こすことがある．甘草やグリチルリチンは11β-HSD2を阻害するためにコルチゾールがコルチゾンに変換されず，コルチゾールによるミネラルコルチコイド作用が過剰になることがその理由である．これは偽性アルドステロン症と呼ばれる．また，11β-HSD2が先天的に障害されている，見かけの鉱質コルチコイド過剰症候群 apparent mineralocorticoid excess syndrome（AME症候群）でも同様の病態が認められる．また，顕著な高コルチゾール血症を呈するCushing症候群ではしばしば低K血症を伴う高血圧を認めるが，腎集合管の11β-HSD2のキャパシティーを超えて残存するコルチゾールがミネラルコルチコイド作用を発揮するためである．一方で，心臓など非上皮性組織では11β-HSD2発現はほとんどなく，発現しているMRの大部分はコルチゾールに占拠されていると考えられる（図1b）．ここで，上皮性組織ではMRに対してアルドステロンが結合してもコルチゾールが結合しても同様の作用を示すが，非上皮性組織では両者の作用は同じではないと考えられている．例えば，ラットの脳室内に微量のアルドステロンを投与すると血圧が上がるが，同量のコルチコステロンを投与しても血圧上昇はみられなかったという報告がある[3]．また，非上皮性組織においてコルチゾールはMRに対してアンタゴニストとして作用するが，細胞内に酸化ストレスが加わるとコルチゾールがMRを活性化するようになる可能性が報告されている[4]．一方で，MR過剰発現の系ではあるが，心筋細胞におけるアルドステロンによる選択的なMR活性化についても報告[5]されている．非上皮性組織におけるグルココルチコイドとミネラルコルチコイド作用の違いについて，リガンドの違いによるMRの転写活性の違い，局所でのアルドステロン産生，MRの細胞内局在や翻訳後修飾など

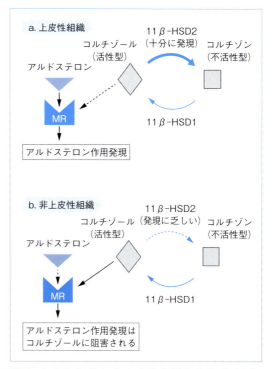

図1 上皮性組織と非上皮性組織における11β-HSD2の発現とアルドステロン作用

a：腎集合管，大腸などの上皮性組織においては，11β-HSD2の発現によりコルチゾールがコルチゾンに代謝される結果，アルドステロンがMRに作用できる．
b：心臓などの非上皮性組織においては，11β-HSD2はほとんど発現しておらずコルチゾールがMRを占拠する結果，アルドステロンがMRに作用できない．ただし，酸化ストレス亢進状態などの病態においてはコルチゾールがMRを活性化することもある．また，アルドステロンによる選択的なMR活性化についても議論されている．

の機序が想定されているが，十分に解明されておらず，今後のさらなる研究が望まれる．

●● 文献 ●●

1) Draper, N et al：11bata-Hydroxysteroid dehydrogenase and the pre-receptor regulation of corticosteroid hormone action. J Endocrinol 186：251-271, 2005
2) Messaoudi, S et al：Aldosterone, mineralocorticoid receptor, and heart failure. Mol Cell Endocrinol 350：266-272, 2012
3) Gomez-Sanchez, EP et al：ICV infusion of corticosterone antagonizes ICV-aldosterone hypertension. Am J Physiol 258：E649-653, 1990
4) Funder, JW：The role of aldosterone and mineralocorticoid receptors in cardiovascular disease. Am J Cardiovasc Drugs 7：151-157, 2007
5) Messaoudi, S et al：Aldosterone-specific activation of cardiomyocyte mineralocorticoid receptor *in vivo*. Hypertension 61：361-367, 2013

Q6 組織にはコルチゾールが高濃度存在し，アルドステロンとほぼ同じ親和性でMRに結合すると聞きました．心筋のMRではコルチゾールとアルドステロンがどのような関係になるのでしょうか？

森澤紀彦・西山　成

A
- 心臓において，グルココルチコイドはアルドステロンの約1,000倍の濃度で存在する．
- 心筋では，アルドステロンと同様にグルココルチコイドもMRの主要なリガンドとなりうる可能性がある．

心臓でのステロイド合成

　グルココルチコイドやアルドステロンは副腎皮質で主に産生されるが，ラットの心臓においてコルチコステロンやアルドステロンの産生が行われていることが報告されている．心臓でのコルチコステロンやアルドステロンの濃度は，アンジオテンシンⅡや副腎皮質刺激ホルモン adrenocorticotropic hormone（ACTH）によって分泌が亢進することが知られている．心筋局所でのアルドステロン産生により，心筋局所でのアルドステロン濃度は血中の17倍にもなると言われ，局所で産生されたアルドステロンが心臓の線維化，心肥大，リモデリングの促進により心不全の増悪に深く関与していると考えられている．

　また心臓局所でのレニン・アンジオテンシン・アルドステロン系 renin angiotensin aldosterone system（RAAS）は，古典的な循環RAASの動きとは独立していることが知られている．例えば，生理食塩水を飲水させた脳卒中易発症高血圧自然発症ラット stroke-prone spontaneously hypertensive rat（SHRSP）において，血漿アルドステロン濃度や血漿レニン活性は低下するにもかかわらず，アルドステロン合成遺伝子であるCYP11β2やアンジオテンシンⅡタイプ1 angiotensinⅡ type 1（AT₁）受容体のメッセンジャーリボ核酸 messenger ribonucleic acid（mRNA）発現は心臓で亢進していた．このように，心臓局所での組織RAASは，循環RAASとは独立した調節を受けていることがうかがえる．

心臓におけるMRの活性化

　心臓組織におけるグルココルチコイド濃度はアルドステロン濃度の約1,000倍と多く存在し，心不全やミネラルコルチコイド受容体拮抗薬（MRA）使用時にはミネラルコルチコイド受容体（MR）の発現が上昇することが報告されている．コルチゾールを含むグルココルチコイドも，アルドステロンとほぼ同等の親和性でMRと結合してMRを活性化することが知られている．したがって，アルドステロンが選択的にMR活性化を起こすには，大量に存在するコルチゾールをコルチゾンへと変換し不活化する11β-水酸化ステロイド脱水素酵素タイプⅡ 11β-hydroxysteroid dehydrogenase typeⅡ（11β-HSD2）の存在が重要となる．しかしながら，11

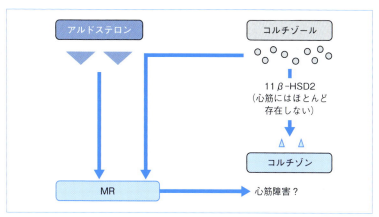

図1 心臓におけるMR活性化機序

心臓では，アルドステロンの約1,000倍の濃度でコルチゾールが存在する．コルチゾールを不活化する11β-HSD2は心臓にはほとんど存在しておらず，コルチゾールもMRの主要なリガンドとなる．

β-HSD2は主に腎遠位尿細管などの上皮組織に存在しており，心臓に十分存在するかは否かはいまだ議論の分かれるところである．心筋における11β-HSD2が存在しなければ，心筋においてはMRはグルココルチコイドによって飽和されることになり，グルココルチコイドがMRの主要なリガンドとなりうる（図1）．

一方で，心臓からアルドステロンが合成されている点を考慮すると，局所的にはアルドステロンが比較的多く存在し，アルドステロンがパラクライン-オートクライン的にMRに作用している可能性もある．また，MR/アルドステロンとMR/グルココルチコイドの転写調節が異なっていることが報告されていたり，アルドステロンやコルチコステロンなどの特異的なリガンドなしに，低分子量G蛋白質であるRac1の持続刺激でMR活性化が生じることも報告されており，心筋でのMR活性化機序の解明が期待される．

●● 参考文献 ●●

1) Nagase, M et al：Role of Rac1-mineralocorticoid-receptor signalling in renal and cardiac disease. Nat Rev Nephrol 9：86-98, 2013
2) Silvestre, JS et al：Myocardial production of aldosterone and corticosterone in the rat. Physiological regulation. J Biol Chem 273：4883-4891, 1998
3) Ohtani, T et al：Elevated cardiac tissue level of aldosterone and mineralocorticoid receptor in diastolic heart failure：Beneficial effects of mineralocorticoid receptor blocker. Am J Physiol Regul Integr Comp Physiol 292：R946-954, 2007
4) Takeda, Y et al：Effects of high sodium intake on cardiovascular aldosterone synthesis in stroke-prone spontaneously hypertensive rats. J Hypertens 19：635-639, 2001
5) 吉村道博：内分泌器官としての心臓研究：ナトリウム利尿ペプチドとアルドステロンを中心に．日小児循環器会誌 27：52-59, 2011

Q7 なぜアルドステロン拮抗薬ではなく，ミネラルコルチコイド受容体拮抗薬（MRA）と呼ぶようになったのでしょうか？

山本一博

A
- 現在使用されている薬剤の作用機序は MR に結合し，リガンドの結合を阻害することである．
- MR のリガンドはアルドステロンだけではない．
- グルココルチコイドもアルドステロンと同等に MR に対する親和性を有する．
- したがって MRA に属する薬剤はアルドステロンの作用だけを阻害しているとは限らない．

MRA ≠ アルドステロン拮抗薬

心不全治療に広く使用されるアンジオテンシン変換酵素 angiotensin converting enzyme（ACE）阻害薬やアンジオテンシンⅡ受容体拮抗薬 angiotensinⅡ receptor blocker（ARB）服用患者において "アルドステロンブレイクスルー現象" が報告され，多くの動物実験がアルドステロンによる心筋細胞肥大や心室線維化の促進作用を示したことから，アルドステロンの作用をブロックする役割を担うミネラルコルチコイド受容体拮抗薬（MRA）が注目されるようになった．

このような背景もあり「MRA＝アルドステロン拮抗薬」という概念が根付いているが，これは誤りである．コルチゾールを含むグルココルチコイドもアルドステロンと同等にミネラルコルチコイド受容体（MR）に対する親和性を有する．さらに，ヒトの血中濃度はグルココルチコイドがアルドステロンよりはるかに高く，筆者らの動物実験の結果において心臓組織中のグルココルチコイド濃度がアルドステロン濃度の約 1,000 倍であることが示されている[1]．

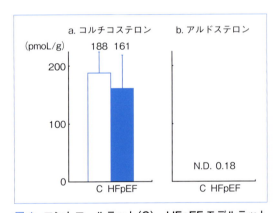

図1 コントロールラット（C），HFpEF モデルラットの心筋組織中におけるコルチコステロン（a），アルドステロン濃度（b）の比較
N.D. = not detected
（文献1）より作図）

つまり，アルドステロンだけではなく，あるいはそれ以上にグルココルチコイドも MR のリガンドの役割を担いうる状況にある．なお図1に示す結果では，コントロールラットと左室駆出率の保たれた心不全 heart failure with preserved ejection fraction（HFpEF）モデルラットの心筋組織中のコルチコステロンおよびアルドステロン濃度に有意な差異を認めないが，HFpEF モデルラット心筋組織では

MR発現が亢進していることを併せて報告しており[1]，受容体発現亢進によりMRを介した系が心不全発症に寄与していると推察している．

グルココルチコイドは心不全の病態に関係しているのか？

Guderらは，心不全患者を対象に，血中コルチゾールおよびアルドステロン濃度と予後の関係を検討した[2]．各々の血中レベルの中間値を基準として，「両者が高値群」「両者が低値群」「一方が高値で他方が低値の群（2群）」の4群に分けて評価したところ，「両者が高値群」において最も死亡率が高く，「両者が低値群」において最も死亡率が低かった．「一方が高値で他方が低値」の2群の死亡率はこの中間にあった．「両者が低値群」を基準とすると，「コルチゾールが高値でアルドステロンは低値の患者群」のハザード比は3.46（95％信頼区間：1.58〜7.61），「コルチゾールが低値でアルドステロンは高値の患者群」のハザード比は2.38（95％信頼区間：1.03〜5.51）であり，コルチゾールが予後に与える影響は少なくないことが推察される．

グルココルチコイドの作用をMRAが阻止できるのか？

Mihailidouらは，ラット虚血再灌流モデルにおいてコルチゾールを投与すると梗塞サイズが拡大し，MRAであるスピロノラクトンはコルチゾールによる梗塞サイズ拡大作用を阻止したが，グルココルチコイド受容体拮抗作用を有するミフェプリストンでは阻止できなかったと報告している[3]．筆者らは線維芽細胞を用いて，コルチコステロンが酸化ストレス存在下において惹起するコラーゲン産生促進作用をMRAであるエプレレノンが減弱することを報告している[4]．この作用にはMRのコアクチベーターであるelongation factor eleven-nineteen lysine-rich leukemiaが関与していると推察している[4]．

これらの結果はグルココルチコイドによる心臓への作用をMRAが阻止しうることを示唆している．

MRのリガンドとしてアルドステロンが選択的に作用しうる環境にある上皮組織と異なり，非上皮組織である心筋組織などではMRのリガンドとしてアルドステロンのみならずグルココルチコイドも作用しうることから，アルドステロン拮抗薬という呼称はスピロノラクトンやエプレレノンの作用を正しく表現していないと考えられ，MRAとするのが正しいと考えられる．

●●文献●●

1) Ohtani, T et al：Elevated cardiac tissue level of aldosterone and mineralocorticoid receptor in diastolic heart failure：Beneficial effects of mineralocorticoid receptor blocker. Am J Physiol Regul Integr Comp Physiol 292：R946-954, 2007
2) Guder, G et al：Complementary and incremental mortality risk prediction by cortisol and aldosterone in chronic heart failure. Circulation 115：1754-1761, 2007
3) Mihailidou, AS et al：Glucocorticoids activate cardiac mineralocorticoid receptors during experimental myocardial infarction. Hypertension 54：1306-1312, 2009
4) Omori, Y et al：Glucocorticoids Induce Cardiac Fibrosis via Mineralocorticoid Receptor in Oxidative Stress：Contribution of Elongation Factor Eleven-Nineteen Lysine-Rich Leukemia（ELL）. Yonago Acta Med 57：109-116, 2014

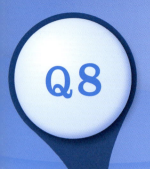

Q8 アルドステロンの非上皮作用（腎上皮以外）に関して教えてください

倉林正彦

- 心臓の線維芽細胞のMRを介して線維化を促進する．
- 心筋細胞に作用して肥大を促進する．
- 脂肪組織に作用して，アルドステロン産生を促進する．
- 血管内皮細胞に作用して，一酸化窒素の産生を低下させる．
- 血管平滑筋細胞に作用して収縮性および弛緩性を低下させる．

アルドステロンは心血管および脂肪組織に作用する

副腎球状帯細胞（zona glomerulosa cell）で産生されたアルドステロンは腎上皮細胞だけでなく，心臓，血管，脂肪組織のミネラルコルチコイド受容体（MR）に結合して，それぞれの組織のリモデリングを促進する（図1）．本項ではそれぞれの組織での作用について概説する．

アルドステロンは心臓に直接作用して，左室リモデリングを促進する

MRは心臓を構成する心筋細胞，血管内皮細胞，血管平滑筋細胞のすべてに発現する[1]．心筋ミオシン軽鎖2 myosin light chain 2（MLC2a）プロモーターを用いて心筋細胞特異的にMRを欠損するマウス，冠動脈結紮による心筋梗塞モデルにて心筋MRの機能が解析された[2]．その結果，血清アルドステロンやグルココルチコイドの濃度の上昇は野生型マウスと同等であるが，心筋MR欠損マウスでは，心筋梗塞後の左室拡張末期径の増加，収縮末期径の増加など左室リモデリングが抑制され，心機能が維持された．心筋MR欠損により，心筋ミトコンドリアでの活性酸素種 reactive oxygen species（ROS）の産生抑制，NADPHオキシダーゼサブユニット NADPH oxidase 2（Nox2）の抑制，梗塞後の血管新生の促進，nuclear factor-kappa B（NF-kB）シグナルの早期活性化と早期消退などが起こることが明らかになった．

脂肪細胞はアルドステロンを産生，分泌して血管疾患に関与する

アルドステロンは，脂肪細胞，血管周囲に存在する脂肪細胞 perivascular adipose tissue（PVAT）にても産生，分泌され，オートクライン機序によって，脂肪組織のリモデリングを促進する[3]．アルドステロンの分泌を増加させる因子としてアンジオテンシンII angiotensin（AngII）が重要である．AngIIを添加すると，カルシニューリン／転写因子である活性化T細胞核因子 nuclear factor of activated T cell（NFAT）経路依存的に，アルドステロン合成酵素（CYP11β2）の発現が増加し，アルドステロン分泌が増加する．

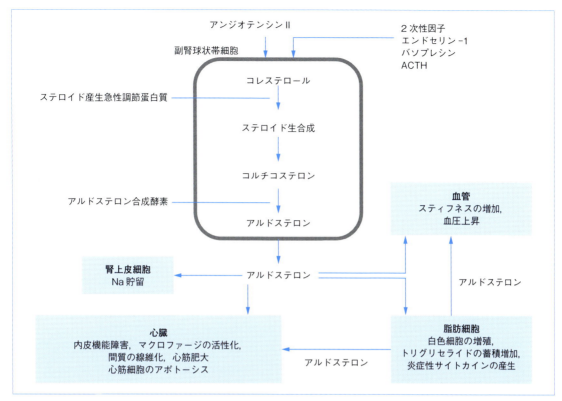

図1 副腎におけるアルドステロンの産生と作用臓器
アンジオテンシンⅡおよび2次性因子によって副腎の球状帯細胞でのアルドステロン産生と分泌が増加する．分泌されたアルドステロンは，腎上皮細胞だけでなく，心臓，血管，脂肪組織に作用する．各臓器での主な作用を示す．
ACTH：adrenocorticotropic hormone 副腎皮質刺激ホルモン

アルドステロンは白色脂肪細胞の増殖と分化を促進する

　アルドステロンは，トリグリセライド triglycerides（TG）の貯蔵細胞である白色脂肪細胞を増加させ，熱産生を行う脱共役蛋白質 uncoupling protein 1（UCP1）の発現を減少させる．また，脂肪細胞のMRの活性化は，mammalina target of rapamycin（mTOR）/ribosomal S6 キナーゼ（S6K1）の活性化，それによるペルオキシソーム増殖因子活性化受容体ガンマ peroxisome proliferator activated receptor gamma（PPARγ），転写因子 CCAAT/enhancer-binding protein（C/EBP）シグナリングの増加，を介して脂肪細胞の増殖（adipogenesis）を促進する（図2）．これは過栄養による肥満形成のメカニズムである．また，mTOR1とその複合体は，mTOR/S6K1依存的あるいは非依存的に sterol regulatory

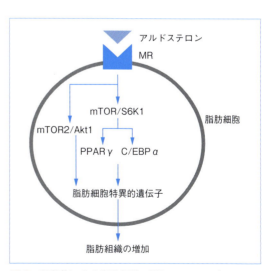

図2 過栄養による脂肪組織の増加のメカニズム
過栄養状態では，レニン・アンジオテンシン・アルドステロン系が活性化し，脂肪細胞における MR が活性化している．MR シグナルが活性化すると，mTOR/S6K1 の活性化，それによる PPARγ，C/EBPα シグナリングの増加を介して脂肪細胞の増殖が促進される．

element-binding protein（SREBP）を活性化して脂肪細胞増殖を誘導する．

さらに，mTORC2はAktを活性化しadiopogenesisの初期に重要な働きをする．TG蓄積，Glut4の膜へのトランスロケーションglycerol 3 phosphate dehydrogenaseは脂肪細胞増殖を誘導する．一方，MRシグナルを抑制すると褐色細胞化する[3]．つまり，白色細胞と褐色細胞ではMR活性化も意義が異なる．

アルドステロンは血管スティフネスを増加させ，心血管イベントを増加させる

アルドステロンが血管内皮細胞や血管平滑筋細胞のMRに結合すると，MRは核に移行し，標的遺伝子プロモーターに存在するMR結合配列に結合して転写を活性化する．また，MRが活性化すると，extracellular receptor kinase，Rhoキナーゼ，Cキナーゼ，NADPHオキシダーゼの活性化が起こり，細胞質のCa^{2+}の増加，活性酸素種reactive oxygen species（ROS）の増加，内皮細胞のNa^+チャネル〔上皮型ナトリウムチャネルepithelial sodium channel（ENac）〕の活性化を介して，血管リモデリングやスティフネスの増加などが起こる[4]．

脂肪細胞由来のアルドステロンが血管障害を促進する

インスリン抵抗性をもち，高血圧を合併する肥満者では，脂肪細胞でのアルドステロン産生とMR活性が亢進している．それによって，炎症性サイトカインの分泌亢進，脂肪細胞オートファジーの調節異常，profibroticな形質転換増殖因子transforming growth factor（TGF）$\beta 1$シグナリング経路の活性化によって線維化と組織リモデリングが促進される．また，インスリン抵抗性の人では血中アルドステロンとレプチンが直接にCYP11$\beta 2$発現を増加させ，Ca^{2+}依存性機序でアルドステロン産生を増加させる．このことは，インスリン抵抗性が心血管イベントのハイリスクになるメカニズムとして重要である．

●● 文献 ●●

1) Lother, A et al：Mineralocorticoids in the heart and vasculature：New Insights for old hormones. Annu Rev Pharmacol Toxicol 55：289-312, 2015
2) Fraccarollo, D et al：Deletion of cardiomyocyte mineralocorticoid receptor ameliorates adverse remodeling after myocardial infarction. Circulation 123：400-408, 2011
3) Briones, AM et al：Adipocytes produce aldosterone through calcineurin-dependent signaling pathways：Implications in diabetes mellitus-associated obesity and vascular dysfunction. Hypertension 59：1069-1078, 2012
4) Jia, G et al：The role of mineralocorticoid receptor signaling in the cross-talk between adipose tissue and the vascular wall. Cardiovasc Res 113：1055-1063, 2017

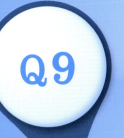

Q9 アルドステロンとアンジオテンシンIIおよび交感神経系との相互作用に関して教えてください

八木田佳樹

- アンジオテンシンIIにより，副腎皮質からアルドステロンが分泌される．
- アンジオテンシンIIは交感神経系を活性化させる．
- 交感神経が緊張すると，RAASが活性化される．
- 中枢神経系のアンジオテンシンII受容体やMR活性化は中枢性の交感神経亢進を引き起こす．

RAASと交感神経系はともに循環調節因子である

循環調節因子の中で，レニン・アンジオテンシン・アルドステロン系（RAAS）は体液性調節機構であり，交感神経系は神経性調節機構である．これらの系の間には緊密な相互作用が存在する．

RAASでは肝臓から産生されたアンジオテンシノゲンがレニンによりアンジオテンシンIになり，さらにアンジオテンシン変換酵素（ACE）によりアンジオテンシンIIとなる．アンジオテンシンIIは副腎皮質の球状層にある受容体に結合し，アルドステロンを産生させる．アンジオテンシンIIとアルドステロンは尿細管上皮に存在する受容体に作用し，Naの再吸収を亢進させる．この結果，循環血漿量を維持しうることとなる．海洋生物と異なり，Naの供給源が常に確保できるとは限らない陸生生物には必須の系である．

交感神経系は体位変換時など急速な循環動態の変化に対応し，恒常性を維持する役割を担っている．末梢神経としての交感神経は，全身の臓器に分布している．心臓や血管では交感神経系亢進により心拍増加，血管収縮が速やかに起こり，循環動態を維持する．副腎髄質を支配する交感神経亢進はアドレナリンなどのカテコラミン放出を促進し，心拍増加，血管収縮，血圧上昇を来す．

RAASと交感神経系は相互作用しながら循環動態を調節している（図1）

アンジオテンシンIIは副腎髄質に作用し，アドレナリンなどのカテコラミン放出を促進させる作用がある．血中に放出されたアドレナリンは心血管に作用し，心拍増加，血管収縮作用を来す．また交感神経系の亢進は腎臓からのレニン分泌を促進させ，RAASを活性化する作用がある．これにより循環血漿量の増加を来す．両系の相互作用により，生理的状態では循環動態維持に働き，病的状態では高血圧による臓器障害，後負荷増大による心肥大や心不全増悪などに関与することになる．

脳局所のRAASが交感神経系を制御している可能性がある

末梢交感神経系は中枢神経の支配を受けている．また精神的ストレスなどを感じた時にも交感神経が

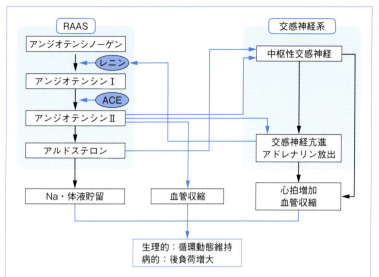

図1 RAASと交感神経系の相互作用

主な相互作用を示す．矢印は促進性に作用することを示している．

亢進することになる．このような交感神経の作用に中枢神経系のRAASが関与していることが報告されている．

末梢交感神経を制御している中枢が延髄に存在する頭側延髄腹外側野 rostral ventrolateral medulla（RVLM）である．RVLMにはアンジオテンシンⅡ受容体が発現しており，ここにアンジオテンシンⅡが作用することで酸化ストレスを産生させる[1]．これによりRVLMの神経細胞は活性化し，末梢の交感神経亢進を引き起こす．この領域においてアンジオテンシンⅡ受容体拮抗薬を作用させることで，交感神経が抑制される．

アルドステロンの受容体であるミネラルコルチコイド受容体（MR）は脳内にも発現しており，食塩摂取欲求や精神的ストレス反応に関連している[2]．食塩感受性高血圧では，MR活性化が生じており，酸化ストレスを介して中枢性の交感神経亢進を引き起こしていると報告されている[3]．ミネラルコルチコイド受容体拮抗薬や抗酸化薬の脳室内投与により末梢交感神経は抑制される．これらの結果より中枢神経系の局所RAAS活性化により交感神経亢進が誘導されると考えられる．

●● 文献 ●●

1) Kishi, T et al：Increased reactive oxygen species in rostral ventrolateral medulla contribute to neural mechanisms of hypertension in stroke-prone spontaneously hypertensive rats. Circulation 109：2357-2362, 2004
2) Gomez-Sanchez, EP：Brain mineralocorticoid receptors in cognition and cardiovascular homeostasis. Steroids 91：20-31, 2014
3) Huang, BS et al：Role of central nervous system aldosterone synthase and mineralocorticoid receptors in salt-induced hypertension in Dahl salt-sensitive rats. Am J Physiol Regul Integr Comp Physiol 296：R994-1000, 2009

Q10 アルドステロンのゲノム作用と非ゲノム作用を教えてください

廣瀬 玲・槙田紀子

A
- ゲノム作用とは，MRとの結合と標的遺伝子の転写・翻訳を介した作用である．
- 非ゲノム作用とは，遺伝子の転写・翻訳を介さず迅速に発現する作用である．
- 非ゲノム作用に関わる受容体や病態生理学的な意義については未解明の部分も多く，今後の研究の進展が期待される．

ゲノム作用は転写・翻訳を介するため作用発現に時間を要する

アルドステロンの作用として，ミネラルコルチコイド受容体（MR）との結合と標的遺伝子の転写・翻訳を介するゲノム作用と，転写・翻訳を介さず迅速に発現する非ゲノム作用が知られている．MRは細胞質に存在し，アルドステロンと結合すると核内へ移行して，転写因子として標的遺伝子の発現を調節する（図1a）[1]．この一連の過程をゲノム作用と呼び，転写・翻訳を介するため作用発現に30～60分以上を要する[1]．ゲノム作用の具体例として，腎集合管や大腸の上皮細胞におけるNaと水の再吸収促進が第一にあげられる．この作用はアルドステロンの古典的作用としてよく知られている．また，心臓においては，長期にわたり作用することで心肥大や線維化を促進し，心室性不整脈や心不全を引き起こす．さらに，腎においては，間質の炎症と線維化，また糸球体過剰濾過やメサンギウム細胞の増殖，ポドサイトの脱落などを介した糸球体硬化により，腎障害を進行させる[2]．その他にも，中枢神経系における血圧制御や交感神経緊張，血管系における血管抵抗調節や血管壁の線維化，さらにはインスリン抵抗性の増大や炎症性サイトカインの合成促進による耐糖能異常や肥満の誘発など，さまざまな現象との関連が指摘されている[1]．

非ゲノム作用は迅速に発現する多彩な作用である

一方で，ゲノム作用では説明できない，数分以内の早い経過で発現するさまざまなアルドステロン作用の存在が50年以上前から知られている[3]．これらの作用はアクチノマイシンDやシクロヘキシミドなどの転写や翻訳を阻害する薬剤によって阻害されないことから，遺伝子発現を介さない作用と考えられ，非ゲノム作用と呼ばれている．標的組織や細胞によってシグナル伝達機構や発現する作用は多彩であり，ヒトにおいては血管拡張/収縮作用や心収縮力低下作用などが報告されている[1]．

非ゲノム作用を担う受容体は十分に同定されていない．当初，非ゲノム作用はミネラルコルチコイド受容体拮抗薬（MRA）による阻害を受けず，また核を持たない赤血球においても非ゲノム作用が観察されることから，細胞膜に局在する受容体を介した現象と考えられ，アンジオテンシンⅡタイプ1 angiotensin Ⅱ type 1（AT_1）受容体がその一候補として研究されてきた．一方，一部の非ゲノム作用はMRAに影響を受けることが報告されるようになり，MRが非ゲノム作用を担っている可能性も示唆されていた．しかし最近，G蛋白質共役エストロゲン受容体1 G protein-coupled estrogen receptor-1（GPER-1）が血管内皮細胞や心臓における非ゲノ

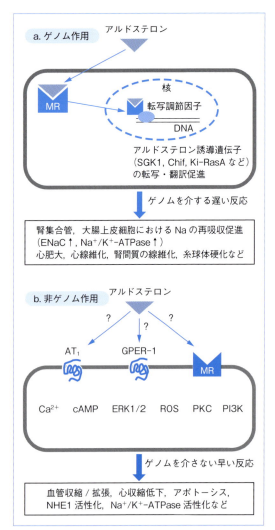

図1 アルドステロンのゲノム作用(a)と非ゲノム作用(b)

a：ゲノム作用．細胞質に存在するMRは，細胞内に入ってきたアルドステロンと結合すると核内へ移行し，転写因子として標的遺伝子の発現を調節する．作用発現に30〜60分以上を要する．
b：非ゲノム作用．何らかの膜受容体に結合したアルドステロンは，さまざまな細胞内シグナルを介して血管拡張／収縮作用や心収縮力低下作用を起こす．数分以内で作用が発現する．
SGK1：serum-and glucocorticoid-regulated kinase 1, Chif：corticosteroid hormone-induced factor, Ki-RasA：V-Ki-ras2 Kirsten rat sarcoma viral oncogene homolog, ENaC：epithelial Na$^+$ channel, NHE1：sodium-hydrogen antiporters
（文献1）より引用改変）

非ゲノム作用があらためて疑問に付されている．非ゲノム作用の細胞内シグナルは組織や細胞によって異なり，Ca^{2+}，サイクリックAMP cyclic AMP（cAMP），細胞外シグナル調節キナーゼ extracellular signal-regulated kinase 1 and 2（ERK1/2）の活性化，活性酸素種 reactive oxygen species（ROS），phosphatidylinositol-3 kinase（PI3K）/Akt, プロテインキナーゼC protein kinase C（PKC）などの関与が知られている[1]．これまでに明らかになっている非ゲノム作用を図1bに示す．

非ゲノム作用の生理的意義の解明が待たれる

通常の体液量調節や電解質バランスの調節には，効果発現に時間を要するゲノム作用のみでも十分に対応可能と考えられる．一方，非ゲノム作用の迅速な効果発現が意義を持つ局面として，アルドステロンのストレスホルモンとしての作用が想定されている．例えば，姿勢変化や大量の体液喪失に対して速やかに血管トーヌスを変化させ，血管収縮を介して血圧保持に働いたり，有酸素運動後の骨格筋において速やかにリン酸化クレアチニンを回復させるといった作用が知られている[5]．しかし，多彩な非ゲノム作用の病態生理学的意義については未解明な部分が多く，全容解明のため今後の研究の進展が期待される．

●● 文献 ●●

1) Hermidorff, MM et al：Genomic and rapid effects of aldosterone：what we know and do not know thus far. Heart Fail Rev 22：65-89, 2017
2) Bauersachs, J et al：Mineralocorticoid receptor activation and mineralocorticoid receptor antagonist treatment in cardiac and renal diseases. Hypertension 65：257-263, 2015
3) Klein, k et al：Clinical experimental studies on the influence of aldosterone on hemodynamics and blood coagulation. Z Kreislaufforsch 52：40-53, 1963
4) Ashton, AW et al：Role of nongenomic signaling pathways activated by aldosterone during cardiac reperfusion injury. Mol Endocrinol 29：1144-1155, 2015
5) 河原崎和歌子ほか：ミネラロコルチコイドとしてのアルドステロン― genomic, non-genomic 作用―．腎と透析68：987-993, 2010

ム作用の一部を担っているという報告がなされた[4]．さらにMRAはGPER-1阻害薬としても作用することがわかり，MRを介するアルドステロンの

Q11 MRはどのようなとき，あるいは刺激で活性化されるのでしょうか？

新山 寛・甲斐久史

- 真っ先に思い浮かぶのはRAASの最終産物であるアルドステロンをリガンドとする活性化（リガンド依存性MR活性化）であろう．
- もう1つは近年注目されるようになっているリガンド非依存性MR活性化である．MRは核内受容体でありアルドステロンの結合以外に病的状態（リン酸化などの修飾など）で活性化され種々の病態を引き起こすことがわかっている．
- リガンド非依存性MR活性化の範疇に入ると思われるが，MRにアルドステロンと同等の親和性を有し，アルドステロンに比較し大量に存在するコルチゾールによりMRが活性化されることがある（図1）．

リガンド依存性MR活性化

1. 副腎由来アルドステロンによるMR活性化

古典的には対液量減少に伴うレニン・アンジオテンシン・アルドステロン系（RAAS）の活性化による副腎からのアルドステロンの分泌が腎臓において尿細管細胞などの上皮細胞のミネラルコルチコイド受容体（MR）にリガンドとして結合しMRを活性化させる．また，血清K濃度の上昇は，副腎球状層細胞の脱分極によるアルドステロンの産生亢進・分泌を引き起こし，同様に腎の上皮細胞MRを活性化する．

2. 局所（副腎外）アルドステロンによるMR活性化

MRは腎臓の上皮細胞以外にも心臓，血管，免疫細胞，皮膚，網膜細胞など，さまざまな組織での発現が確認されている．アルドステロンの産生も従来の認識である副腎以外にも心・血管系での産生が示唆されている．ただし，その生理的意義はまだ明らかとなっていない．

リガンド非依存性MR活性化

1. MRの病的活性化

核内受容体は，発生・分化といった生理的因子あるいは環境因子など，種々の刺激に応答してリガンド依存的に遺伝子発現を調節する転写制御因子で，その構造上の特徴から遺伝子スーパーファミリーを形成している．核内受容体遺伝子はゲノム解析の結果からヒトでは48種類存在していることが明らかにされているが，いまだリガンドが特定されていないものも多く，オーファン受容体と呼ばれる．

グルココルチコイド受容体 glucocorticoid receptor（GR），ミネラルコルチコイド受容体（MR），プロゲステロン受容体 progesterone receptor（PR），アンドロゲン受容体 androgen receptor（AR），およびエストロゲン受容体 estorgen receptor（ER）といった内分泌臓器より産生されるステロイドホルモンをリガンドとする核内受容体を，一般的にはステロイドホルモン受容体と呼び，NR3ファミリーに分類されている．

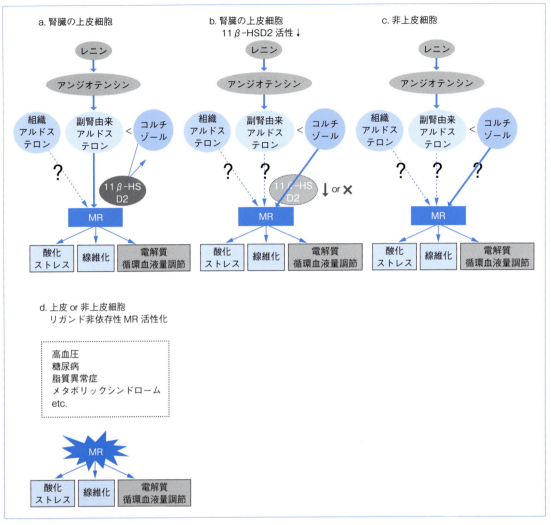

図1　MRの活性化

a：古典的なRASSを表している．アルドステロンとコルチゾールのMRに対する親和性は同等であるが，コルチゾールのほうが100〜1,000倍血中濃度が高い．腎臓の上皮細胞では11β-HSD2が存在しアルドステロンの選択性を高めている．MRの過剰活性により体液貯留による血圧上昇や組織の障害・線維化が起こりえる．

b：アルドステロンのMR選択性を高めている11β-HSD2であるが，遺伝性疾患のAME症候群ではこの酵素が欠損している．また，甘草に含まれるグリチルリチン酸はこの酵素活性を減弱させる．いずれの病態でもアルドステロン血中濃度の上昇を伴わないMR過剰活性化が起こる．

c：非上皮細胞でのMR制御系は不明である．MRが活性化されると組織障害や線維化を引き起こす．これらはMRAにより阻害される．

d：高血圧，糖尿病，脂質異常症，メタボリックシンドロームなどで血中アルドステロン濃度の上昇を伴わず，MRが活性化され得る．

　ステロイド受容体は細胞質内で熱ショック蛋白質の一つであるheat shock protein 90（Hsp90）などのシャロペンと結合し不活化されているが，リガンドが結合するとHsp90が外れて活性化され，二量体を形成して核内へ移行し，標的遺伝子のプロモーターのホルモン応答配列に結合し，コアアクチベータなどを介して標的遺伝子の転写を制御する．

　MRの場合，アルドステロンというリガンドの結合によって活性化されるわけであるが，もう1つのMR活性化機序として，リガンドであるアルドステロンを介さず，転写因子制御系の異常〔MR発現量，核移行，クロマチン・ヒストン修飾，ホルモン応答配列への結合性，転写共役因子（コアアクチベータ，コリプレッサー），他の転写因子系やシグ

ナル伝達物質とのクロストークなど〕により引き起こされる可能性がある．

1991年のRALES（randmized aldactone evalution study）試験に端を発し，現在までミネラルコルチコイド受容体拮抗薬（MRA）が有効性を示すさまざまな臨床試験や動物実験モデルでの解析が進んできた．これらの研究から血中アルドステロン濃度が高くなくても標的臓器においてMR活性化による障害が起こること，MRAが著効する病態が存在することが明らかとなってきている．すなわち組織MRの活性化が起こっていると考えられるわけである．これら臨床試験・動物実験でリガンド非依存性MR活性化が考えられている病態とは，高血圧や糖尿病，脂質異常症，メタボリックシンドロームなどである．

2. コルチゾールによるMR活性化

MRに対する親和性は in vitro ではアルドステロンとコルチゾールは同等である．では，エンドクリン的に作用するアルドステロンのMRに対する選択性はどのように決定づけられるのだろうか？

コルチゾールの血中濃度はアルドステロンの血中濃度より100～1,000倍と圧倒的に高い．腎臓などの上皮細胞には11β-水酸化ステロイド脱水素酵素タイプⅡ 11β-hydroxysteroid dehydro genase typeⅡ（11β-HSD2）が存在し，コルチゾールを不活化させ，アルドステロンへの選択性を獲得している．しかし，コルチゾールをコルチゾンへ変換しても依然コルチゾール濃度は高く，通常時にコルチゾールによるMRの活性化が制御されているメカニズムが十分に解明されているとは言えない．1つの仮説として，MRに対する親和性はアルドステロン・コルチゾール同程度であるが，コルチゾールのほうがMR結合後の解離が早いと言われている．

また，コルチゾールによるMR活性化は見かけの鉱質コルチコイド過剰症候群 appartment mineralocorticoid excess（AME症候群）の理解が一助となる．この疾患は遺伝性疾患で小児期に重症高血圧，低K血症などを示す．本態は11β-HSD2の欠損である．これにより過剰のコルチゾールによりMRが活性化されることが明らかとなった．また甘草に含まれるグリチルリチン酸は11β-HSD2の活性を低下させることがわかっている．さらに，加齢による11β-HSD2活性の低下が本態性高血圧の原因の1つとしてもあげられている．

●● 参考文献 ●●

1) Shibata, H et al：Mineralocorticoid Receptor-Associated Hypertension and Its Organ Damage：Clinical Relevance for Resistant Hypertension. Am J Hypertens 25：514-523, 2012
2) Hellal-Levy, C et al：Mechanistic aspects of mineralocorticoid receptor activation. Kidney International 57：1250-1255, 2000
3) Jaisser, F et al：Emerging Roles of the Mineralocorticoid Receptor in Pathology：Toward New Paradigms in Clinical Pharmacology. Pharmacol Rev 68：49-75, 2016
4) White, PC et al：11β-Hydrosteroid Dehydrogenase and the Syndrome of Apparent Mineralocorticoid Excess. Endocrine Reveiews 18：135-156, 1997
5) 長瀬美樹：腎臓病とミネラロコルチコイド受容体．日内会誌 98：2894-2902, 2009

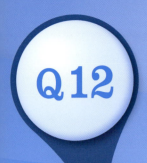

Q12 心不全，CKD や 2 型糖尿病で MR は活性化されているのでしょうか？

栗原　勲・伊藤　裕

- 心不全や糖尿病性腎症を含む CKD に対する MRA の有効性を示す数多くの臨床的知見から，心不全，CKD，2 型糖尿病においては MR が活性化されていることが示唆される．
- 基礎的検討において，*in vitro* および *in vivo* における数々の MR 活性化の機序が示されており，これらの知見からも MR が活性化されていることが裏付けられる．

示唆される MR の病的活性化

RALES（Randomized Aldactone Evaluation Study）試験[1] や EPHESUS（Eplerenone Post-Acute Myocardial Infarction Heart Failure Efficacy and Survival Study）試験[2] に代表されるように，心不全の病態においてミネラルコルチコイド受容体拮抗薬（MRA）の投与がその予後改善に有益であることはよく知られている．また糖尿病性腎症を含む多くの慢性腎臓病 chronic kidney disease（CKD）の病態でも，MRA の投与がアルブミン尿の改善に有効であることが報告されている[3]．このことから，心不全や CKD，特に糖尿病性腎症においては，ミネラルコルチコイド受容体（MR）が病的に活性化されていることが間接的に示唆される．MR の病的活性化の指標としては，アルドステロン値，レニン値や尿中 K 排泄などが一般に用いられるが，これらの病態ではこれらの指標を修飾しうる複合的な要因が存在するため，MR の活性化を直接的に評価することは困難である．

これらの臨床的知見で注目すべきは，これらの MRA の有効性に関する検討はすでにアンジオテンシン変換酵素（ACE）阻害薬やアンジオテンシン II 受容体拮抗薬（ARB）などのレニン・アンジオテンシン系 renin-angiotensin system（RAS）阻害薬が投与された条件下で行われており，アルドステロンが血中に過剰に存在することは想定しにくい病態にもかかわらず，MRA が高い有効性を示したという点である．RAS 阻害薬投与下では，アルドステロンブレークスルーという現象が報告されているが，必ずしも全例で生じる現象ではない．すなわち，血中アルドステロン値が正常あるいはそれ以下であっても MR の活性化が生じていることを示唆しており，アルドステロン以外の因子による MR の活性化，あるいは MR のアルドステロンに対する感受性の亢進が背景機序として存在していると考えられる．

MR 活性化のメカニズム

このような病態における MR の活性化には，さまざまな機序が報告されている．MRA が有効性を示し，MR の病的活性化が生じていると考えられる高血圧性病態を，筆者らは「MR 関連高血圧・臓器障害」という新しい概念として提唱し，その背景にある分子機序を，自験検討も含め，総説としてまとめている[4]．また "atypical MR activation" という

用語を用いて，同様の分子機序をまとめている総説もある[5]．アルドステロン以外の因子としては，コルチゾール，高食塩下のRac1活性化，上皮成長因子epidermal growth factor（EGF）やレプチンなどのサイトカインの関与が報告されている．またMR発現量の増加によりMRの感受性が亢進した病態も想定され，MR発現量を増加させる因子として，高血糖，うっ血性心不全，酸化ストレス，アンジオテンシンⅡ（feed-forward loop）などの関与が報告されている．高血糖によるMR発現上昇には，浸透圧，プロテインキナーゼC（PKC）などの細胞内シグナル，糖鎖修飾など，さまざまな機序の関与が in vitro および in vivo の検討により明らかになっている．これらの因子はいずれも，心不全，CKDや2型糖尿病と密接に関連する因子であり，これらの病態におけるMRの活性化を説明しうる機序と考えられる．その他にも，MRの活性化には，MRが転写因子として作用する際に協調してその作用をtuningする転写共役因子の機能も重要であり，さらに複雑な分子機序が存在することが予測される．想定されるMR活性化の機序を図1にまとめた．

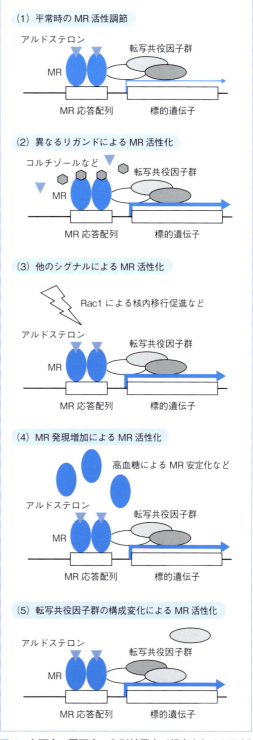

図1 心不全・腎不全・2型糖尿病で想定されるMR活性化の機序

•● 文献 ●•

1) Pitt, B et al：The effect of spironolactone on morbidity and mortality in patients with severe heart failure. Randomized Aldactone Evaluation Study Investigators. N Engl J Med 341：709-717, 1999
2) Pitt, B et al：Eplerenone Post-Acute Myocardial Infarction Heart Failure Efficacy and Survival Study Investigators. Eplerenone, a selective aldosterone blocker, in patients with left ventricular dysfunction after myocardial infarction. N Engl J Med 348：1309-1321, 2003 Erratum in：N Engl J Med. 348：2271, 2003
3) Currie, G et al：Effect of mineralocorticoid receptor antagonists on proteinuria and progression of chronic kidney disease：a systematic review and meta-analysis. BMC Nephrol 17：127, 2016
4) Shibata, H et al：Mineralocorticoid receptor-associated hypertension and its organ damage：clinical relevance for resistant hypertension. Am J Hypertens 25：514-523, 2012
5) Re, RN：A mechanism for mineralocortcoid participation in renal disease and heart failure. J Am Soc Hypertens 9：586-591, 2015

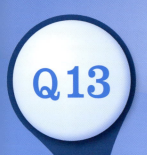

Q13 MRA に抗炎症作用効果があると聞きました．その機序に関して教えてください

森澤紀彦・西山　成

- 慢性的な MR の活性化は炎症を介して組織障害を惹起する．
- MRA はアルドステロン依存性および非依存性の MR 活性化を抑制する．

アルドステロン依存性の炎症作用

　慢性的なミネラルコルチコイド受容体（MR）の活性化による組織損傷の一部は炎症を介して生じる．MR の発現は，腎臓の尿細管細胞だけでなく，メサンギウム細胞，足細胞や腎線維芽細胞，さらには血管や心臓の各細胞のみならず，マクロファージなどの炎症細胞にも認められる．したがって，どの組織で MR が活性化されるかは，作用機序を考えるうえで重要である．MR アゴニストの 1 つであるアルドステロンは，腎臓や心臓，血管の細胞に直接作用し，MR と結合すると核内へ移行し，標的遺伝子の転写を引き起こす．この転写を介するゲノム作用と，より迅速な転写を介さない非ゲノム作用により，血管周囲の炎症や線維化など臓器障害を惹起する．例えば腎臓では，アルドステロン/MR の活性化により，NADPH オキシダーゼの活性化が生じ，酸化ストレスの活性化を来し，serum- and glucocorticoid-regulated kinase 1（SGK 1）や nuclear factor-kappa B（NF-κB）の増加および形質転換増殖因子ベータ transforming growth factor-beta（TGF-β）などの炎症性サイトカインが増加する．これらの結果，炎症や線維化が生じ，高度の蛋白尿，糸球体上皮細

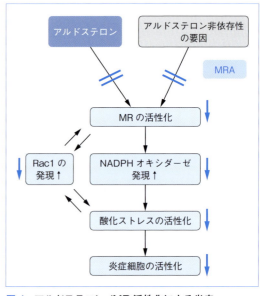

図 1　アルドステロン/MR 活性化による炎症

胞の足突起障害，尿細管・間質線維化などの直接的な腎障害が生じる．このようにアルドステロンは MR を介して炎症や線維化などを引き起こす．ミネラルコルチコイド受容体拮抗薬（MRA）はアルドステロンによる障害を抑制することが可能であり，実際に高血圧や糖尿病などの腎障害モデルや臨床試験において，MRA の抗炎症作用を伴った臓器保護が

報告されている.

アルドステロン非依存性の炎症作用

　MRAは血中アルドステロンが正常または低い病態においても，効果を発揮することからアルドステロン非依存性の抗炎症作用を有することが示唆されている．心血管病や慢性腎臓病の進展の際に，心臓や腎臓のMRは，グルココルチコイド，あるいはリガンド非依存的に活性化されていることが報告されている．アルドステロンが選択的にMRに結合するには11β-水酸化ステロイド脱水素酵素タイプⅡ 11β-hydroxysteroid dehydrogenase typeⅡ（11β-HSD2）の存在が重要である．しかし，11β-HSD2は主に腎遠位尿細管細胞などの上皮組織に存在しており，心臓などの非上皮組織に十分存在するか否かは議論の分かれるところである．したがって，非上皮組織ではグルココルチコイドによるMR活性化が十分に考えられる．グルココルチコイドは肥満や糖尿病，炎症などで増加しており，グルココルチコイドによるMRの活性化が炎症を生じることが示唆される．これに対しアルドステロンやコルチコステロンなどの特異的なリガンドなしに，Rac1の持続刺激でMR活性化が生じることも報告されている．Rac1によるMR活性化は酸化ストレスを生じるという報告もある一方で，酸化ストレスがRac1を介してMR活性化を生じるという報告もあり，Rac1と酸化ストレスは相乗的にMR活性化に関与していることが示唆される.

　MRの活性化はアポトーシスや血管収縮を引き起こし，心臓や腎臓における血流を減少させることから，MRAはこれらの作用を抑制して心臓および腎臓の障害を改善する．MRAにおける内皮機能および血流の改善は，ラットの腎臓および心臓の内皮型一酸化窒素シンターゼの増加と関連しているとされている．

　アルドステロン依存性，非依存性の厳密な区別はできないが，骨髄系細胞であるマクロファージのMR活性化は炎症に直結する．MRはマクロファージの分極にも影響を与え，MRAは炎症細胞に直接的に作用し抗炎症作用を有することが示唆されている（図1）．実際に，高脂肪の西洋食を与えたマウスの心筋は拡張障害を呈し，M1マクロファージのマーカーである単球走化性蛋白-1 monocyte chemoattractant protein-1（MCP-1）やCD11のmRNA発現量は有意に増加していたが，スピロノラクトン投与によりこれらのmRNA発現量増加は消失し，拡張障害も改善を認めた．この結果は，肥満に関連する炎症や酸化ストレスによって生じる心筋拡張障害をMRAが抑制する可能性を示唆している．さらに，マクロファージにおけるMRをノックアウトすることで，心臓の炎症や線維化が抑制されることが報告されており，マクロファージのMRが炎症や線維化の重要な役割を担っていることが示唆される．

　MRの活性化と食塩の関係は複雑である．高食塩食は酸化ストレスを刺激し，MRの活性化を促進する．このメカニズムは現時点では明らかになっていないが，MRの活性化と酸化ストレスの間に相乗効果がある可能性は十分にある．食塩感受性高血圧モデルのDahl-salt sensitiveラットにおいて，血漿アルドステロン濃度は低いにもかかわらず，MRAは食塩感受性高血圧ならびにそれに伴う臓器障害を抑制する．この結果は，MRそのものが食塩感受性高血圧の治療ターゲットとなりうることを示している.

●● 参考文献 ●●

1) Bauersachs, J et al：Mineralocorticoid receptor activation and mineralocorticoid receptor antagonist treatment in cardiac and renal diseases. Hypertension 65：257-263, 2015
2) Usher, MG et al：Myeloid mineralocorticoid receptor controls macrophage polarization and cardiovascular hypertrophy and remodeling in mice. J Clin Invest 120：3350-3364, 2010
3) Bostick, B et al：Mineralocorticoid receptor blockade prevents Western diet-induced diastolic dysfunction in female mice. Am J Physiol Heart Circ Physiol 308：H1126-H1135, 2015
4) Nagase, M et al：Role of Rac1-mineralocorticoid-receptor signalling in renal and cardiac disease. Nat Rev Nephrol 9：86-98, 2013
5) 北田研人ほか：慢性腎臓病におけるレニン・アンジオテンシン系の研究の進歩．日内会誌 100：3354-3360, 2011

Q14 MR活性化の中枢神経に対する生理的そして病的作用について教えてください

八木田佳樹

A
- 中枢神経においてMRは主に海馬と大脳皮質の一部に発現している.
- 情動や記憶などの脳機能の他,心理的ストレスに対する反応にも関与している.
- 脳血管内皮におけるMRの病的活性化は脳小血管病と関連する.
- ストレスによる精神疾患や高血圧の発症・増悪に関連している可能性がある.

中枢神経系においてMRは塩とストレスに作用する[1]

　中枢神経においてミネラルコルチコイド受容体(MR)は主に海馬と大脳皮質の一部に発現している. MRはグルココルチコイドおよびアルドステロンに対してともに高親和性を示す. したがって生理的条件下では,グルココルチコイドの作用もMRを介して発揮される. アルドステロンは末梢循環血中から血液脳関門を構成する血管内皮細胞に取り込まれ,一部排泄性トランスポーターにより循環血中に戻されるものの,中枢神経側に移動しうる. また一部は中枢神経系内で合成されることが報告されている.

　MRは腎などの末梢臓器において, Na, 水の調節を行っているが, 中枢神経系においてもそのような役割を担っている. 体液における浸透圧, Na濃度を感知している脳室周囲器官から, Na欠乏を知らせるシグナルが孤束核に伝達される. ここから投射する神経細胞はMRを発現しており, アルドステロンのシグナルにより食塩摂取欲求を示すようになる. このアルドステロン感受性神経細胞にはグルココルチコイド不活化酵素が発現しており, アルドステロン選択性を形成している.

　予期しない強いストレスを感じた時, これに対して反射的な行動をとるようになるが, このような反応には海馬などの大脳辺縁系におけるMR活性化が必要であると言われている. ストレスに対する応答にはグルココルチコイドが大きな役割を演じる. グルココルチコイドは非ストレス下の低濃度状態では高親和性のMRを介してシグナルを伝えるが, ストレス下の高濃度状態ではグルココルチコイド受容体 glucocorticoid receptor (GR)を介するシグナルが大きくなる. GRに比しMRを介するシグナルが大の時は, 不安を感じにくい傾向があるという報告もあり, GRとMRの発現量の比がストレス反応に影響する可能性が指摘されている.

全身RAASは脳小血管内皮細胞のMRを介して脳に影響する

　脳実質内を栄養する動脈は細動脈より末梢の小血管である. 高血圧により細動脈変性が生じ, ラクナ梗塞, 大脳白質病変, 脳微小出血などのいわゆる脳小血管病と総称される脳実質の病的変化が生じる. 脳小血管病は脳卒中発症につながるのみならず, 認知症と深く関連することが知られており, その予防

は重要である．

　全身のレニン・アンジオテンシン・アルドステロン系（RAAS）亢進により，血圧上昇を来し，脳小血管病発症に関与するが，この時脳小血管の内皮細胞に発現するMRが主要な役割を担うことが報告されている[2]．アンジオテンシンII投与により誘導された血圧上昇による脳細動脈の病的リモデリングは，血管内皮特異的にMRを欠損したマウスやミネラルコルチコイド受容体拮抗薬（MRA）の投与で有意に抑制される．この結果からMRAを含む降圧療法が脳小血管病をより効果的に抑制する可能性が示唆される．

中枢神経系におけるMR活性化の病的作用

　MRを介するシグナルは精神的ストレスに対して反応する時に作用することから，ストレスによる精神疾患発症と関連する可能性がある．強い精神的ストレスは中枢神経系において，グルココルチコイド濃度の上昇を来し，GR，MRの活性化を誘導する．この時GRとMR発現量の比がうつ病発症に関連することが報告されている．またうつ病における認知機能低下には海馬におけるMR活性の異常が関連する可能性がある．

　また中枢神経系においてもMRの異常活性化は高血圧の原因となりうる．食塩感受性高血圧では，脳内のMR活性化により酸化ストレスを介して交感神経中枢を興奮させる．これにより末梢の交感神

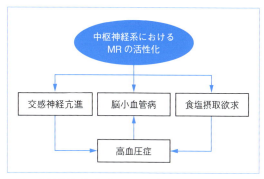

図1　**中枢神経系におけるMRと高血圧・高血圧性脳障害**
中枢神経系におけるMRの病的活性化は交感神経亢進や食塩摂取欲求を介して高血圧を悪化させる．高血圧は脳血管内皮障害により脳小血管病を引き起こすが，脳小血管内皮におけるMR活性化はこの病的反応を促進させる．

経亢進を来し血圧は上昇する．またMR活性化は食塩摂取欲求を亢進させ，さらに高血圧を悪化させる可能性があり，脳小血管病に代表される高血圧性脳障害につながる（図1）．

　このような中枢神経系におけるMRの病的作用については未だ不明な点も多いが，今後の研究により新たな治療標的となる可能性があると思われる．

●● 文献 ●●

1) Joëls, M et al：30 YEARS OF THE MINERALOCORTICOID RECEPTOR：The brain mineralocorticoid receptor：a saga in three episodes. J Endocrinol 234：T49-66, 2017
2) Diaz-Otero, JM et al：Endothelial Mineralocorticoid Receptor Mediates Parenchymal Arteriole and Posterior Cerebral Artery Remodeling During Angiotensin II-Induced Hypertension. Hypertension 70：1113-1121, 2017

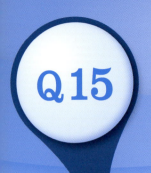

Q15 MR活性化の血管に対する病的作用に関して教えてください

三好 亨

- MRは血管の内皮細胞や平滑筋細胞にも存在し，局所での直接作用により血管リモデリングに関与する．
- 血清アルドステロン高値は，内皮障害や将来の虚血性心疾患発症と関連することからMR活性化と動脈硬化の関連が示唆されている．
- MR活性化は血管における慢性炎症を促進し，動脈硬化進展・プラーク不安定化に関与する可能性がある．

■ MRは血管障害に直接関与する

ミネラルコルチコイド受容体（MR）は遠位尿細管での水分およびNa⁺の再吸収に重要な役割を演じており，Na⁺貯留は高血圧を介して心血管イベントを増加させる．しかし，MRは血管の内皮細胞や平滑筋細胞にも存在し，局所MRを介した直接的な血管障害作用，つまり動脈硬化の発症・進展や血管障害後の血管リモデリング促進などに関与する．

■ ヒトにおけるMRの血管障害のエビデンスは？

これまでの臨床研究で，安定狭心症患者において，血清アルドステロン高値は将来の心筋梗塞発症や心血管死と関連することが報告されている[1]．また，HDLコレステロールを増加させるトルトセラピブによる心血管イベント抑制試験では，予想に反して急性心筋梗塞などの心血管イベントが増加したが，これがサブ解析によって予期せぬ血清のアルドステロン増加と関連していることが報告された[2]．また，高アルドステロン血症の患者では血中のE-セレクチンなどの内皮機能障害のマーカーが増加していることや，血中アルドステロンレベルが頸動脈の内膜中膜肥厚 intima media thickness（IMT）やプラークと関連することも報告されている．これらのデータは，スピロノラクトンを用いたRALES（Randomized Aldactone Evaluation Study）試験やエプレレノンを用いたEPHESUS（Eplerenone Post-Acute Myocardial Infarction Heart Failure Efficacy and Survival Study）試験における虚血性心疾患の発症抑制と併わせて，MRが動脈硬化の進行に直接関与していることを示唆している．

■ MRは動脈硬化促進のメカニズムは？

基礎的な検討により，MRは血管内皮細胞ならびに血管平滑筋細胞に存在し，MRの活性化は，炎症性サイトカイン・活性酸素の増加，一酸化窒素に対する反応性の低下を引き起こし，血管における慢性炎症を促進する[3]（図1）．動脈硬化モデルラットでは，大動脈に活性酸素の増加が認められ，アセチルコリンによる血管拡張つまり内皮依存性血管拡張機能が低下するが，ミネラルコルチコイド受容体拮抗薬投与により内皮機能障害が改善する．また，動

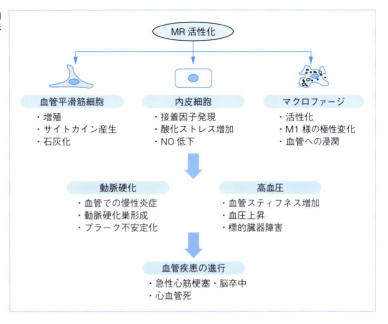

図1 MR活性化が血管平滑筋，内皮細胞，マクロファージに与える影響と血管疾患との関連

NO：nitric oxide

硬化病変の形成には，マクロファージやT細胞などによる自然免疫が重要な働きをしていることが知られている．近年，マクロファージにあるMRの活性化が，その表現型をM1様（炎症促進型）に変化させることが報告された[4]．これにより，マクロファージはより血管壁へ浸潤しやすくなり，炎症性サイトカイン〔インターロイキン-6 interleukin-6（IL-6）やMCP-1〕，活性酸素，細胞外マトリックス分解酵素が分泌しやすくなることで，動脈硬化巣の進展に関与することが明らかとなった．さらに，動脈硬化モデルマウスの実験で，血圧が上昇しないレベルでアルドステロンを持続注入すると，動脈硬化巣には炎症性細胞の浸潤が多く認められ，これはヒトでの不安定プラークに近い状態であり，アルドステロンが急性冠動脈症候群のような血栓性疾患にも関与する可能性を示唆する結果と考えられる．

●● 文献 ●●

1) Ivanes, F et al：Aldosterone, mortality, and acute ischaemic events in coronary artery disease patients outside the setting of acute myocardial infarction or heart failure. Eur Heart J 33：191-202, 2012
2) Nicholls, SJ et al：Cholesteryl ester transfer protein inhibition, high-density lipoprotein raising, and progression of coronary atherosclerosis：insights from ILLUSTRATE (Investigation of Lipid Level Management Using Coronary Ultrasound to Assess Reduction of Atherosclerosis by CETP Inhibition and HDL Elevation). Circulation 118：2506-2514, 2008
3) Moss, ME et al：Mineralocorticoid Receptors in the Pathophysiology of Vascular Inflammation and Atherosclerosis. Front Endocrinol (Lausanne) 6：153, 2015
4) van der Heijden, C et al：The mineralocorticoid receptor as a modulator of innate immunity and atherosclerosis. Cardiovasc Res 114：944-953, 2018

Q16 MR活性化の心臓に対する病的作用に関して教えてください

名越智古・吉村道博

A
- MRの持続過剰発現・活性化は心肥大や線維化，酸化ストレス発生などを引き起こす．
- MR持続活性化は心不全の病態生理の根幹であるインスリン抵抗性を引き起こす．
- MRはアルドステロン以外のリガンドやリガンド非依存性にも活性化されうる．
- MRカスケードは高食塩環境下において，さまざまな病的作用を引き起こす．

アルドステロン-MR連関の生体における意義

　レニン・アンジオテンシン・アルドステロン系（RAAS）は，かつて生物が海から陸上へと進出する進化の過程で，海水と同じ組成の細胞外液を体内に保持し，陸上での生存を可能にするために発達し獲得された．したがって，重症心血管疾患において賦活化されるアルドステロンは元来，末梢血管抵抗を上昇させ，体液中のNaを貯蓄させることで循環動態の維持にはたらく，いわば生体の代償機転として重要な副腎皮質ホルモンと言える．しかしながら，その持続的過剰発現・活性はミネラルコルチコイド受容体（MR）を介し，心血管系において肥大や線維化，酸化ストレス発生などを引き起こし，さまざまな心血管疾患の病態形成に寄与していることが明らかになりつつある．

アルドステロンの心臓への作用

　アルドステロンの体細胞に対する作用は，細胞質内に存在するMRと結合し核内へ移行，遺伝子の転写等を介するいわゆる「ゲノム作用」と，遺伝子転写活性を介さない比較的迅速な「非ゲノム作用」の2つに大別され，一部はMRを介しているが，未知の膜受容体の存在も示唆されている．アルドステロンの持続的過剰作用はMRを介し，心筋肥大や線維化，リモデリング促進やアポトーシス誘導などさまざまな悪影響を及ぼす．その主要カスケードは，NADPHオキシダーゼを介した酸化ストレスの誘導であり，さまざまな重症心疾患の病態生理の根幹の1つである，インスリン抵抗性の惹起につながる．長時間アルドステロン刺激がMRを介し，インスリン受容体やその下流蛋白であるインスリン受容体基質-1 insulin receptor substrate-1（IRS1）の発現を低下，その結果，phosphatidylinositol-3 kinase（PI3K-Akt）といった下流シグナルが抑制されインスリン抵抗性が引き起こされることがさまざまな実験モデルにて証明されている．一方，仔ラット心筋細胞培養系において，アルドステロンがアンジオテンシン変換酵素（ACE）遺伝子発現を亢進させる現象が捉えられ，RAASのポジティブフィードバックの存在が示唆された[1]．この結果はミネラルコルチコイド受容体拮抗薬（MRA）のACE遺伝子発現抑制薬としての可能性を提示するものである．また，高食塩状態時において心筋細胞に対し，アル

図1 アルドステロンの仔ラット培養心筋細胞に対する短期作用と長期作用（細胞形態）

EPLE：eplerenone（MRA）10^{-5}mol/L，SM：SM 20220（NHE阻害薬）10^{-7}mol/L

（文献2）より引用改変）

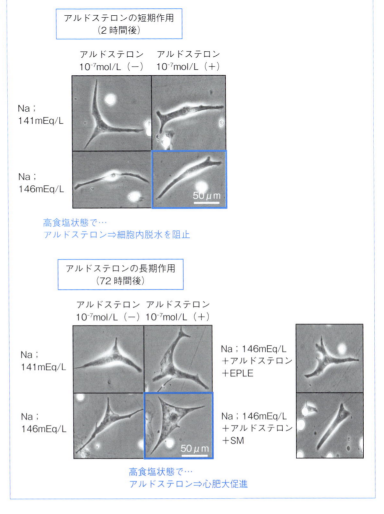

ドステロンはごく初期の短時間，非ゲノム作用を介した抗脱水作用により細胞保護的にはたらく一方で，長期的にはゲノム作用を介し，細胞肥大を引き起こすことが示された（図1）[2]．つまり，アルドステロンゲノム作用によるMRを介した心筋傷害作用が高食塩状態時に，より顕著に引き起こされることが示唆された．この機序に関してはMRのみでなく，Na^+/H^+交換系（NHE1）も深く関与することが証明された．一方，生理的濃度のアルドステロン短期刺激がMRA非依存性にp38分裂促進因子活性化蛋白質キナーゼp38 mitrogen-activated protein kinase（p38MAPK）を動的に制御し，プレコンディショニング様作用を発揮することで，虚血-再灌流障害に対して一過性に心保護的にはたらく可能性もあり[3]，重症心疾患における微量な組織アルドステロン賦活化の病態生理学的意義を示唆する興味深い知見である．

MR活性の病態生理学的意義

コルチゾールを含め，アルドステロン以外の種々のリガンドがMRを活性化しうる．またリガンドだけでなく，さまざまな病態モデルにおいて，心臓におけるMR自体の発現や活性が亢進しうることが報告されている．したがって，MRAの多岐にわたる作用は，アルドステロンの存在有無にかかわらず，インバースアゴニスト（逆作動薬）としてMRそのものの作用を抑制することで発揮されていると

も考えられる．

　MR 活性化が引き起こす病態は，心臓組織内でも，活性化されている細胞の種類によって異なることが指摘されている[4]．心筋細胞の MR が主に心機能に影響を及ぼす一方でマクロファージの MR は酸化ストレスや炎症を惹起し，主に心線維化に関与することが種々の MR 遺伝子改変モデルにて示されている．このように心臓を構成する各種細胞それぞれの MR カスケードが異種細胞間で相互にネットワークを形成し，心不全の病態形成に寄与していることが明らかになりつつある．

おわりに

　MRA は上述の多岐にわたるシグナル伝達機構を受容体レベルでブロックし，臓器保護作用を発揮する．これは前・後負荷軽減等血行動態改善作用とは独立した心腎血管系への直接作用によるものである．いずれにしても，心血管病におけるアルドステロン‐MR カスケード賦活化の病態生理学的意義を考える際，食塩環境との関わりは大変重要である．実験的にも食塩がなければアルドステロンはその有害性を示し難い可能性が示唆されている（図 1）[2]．また，食塩と同様，糖についても，アルドステロンの MR を介した心筋肥大作用は高血糖環境時に著明に亢進することが報告されている[5]．これは，糖尿病と高血圧の合併が心血管系障害を促進，増悪させることの間接的証明にほかならない．したがって，塩分摂取制限を含めた徹底した食事療法が心血管病治療の根幹であることは強調されなくてはならない．

●● 文献 ●●

1) Harada, E et al：Aldosterone induces angiotensin-converting-enzyme gene expression in cultured neonatal rat cardiocytes. Circulation 104：137-139, 2001
2) Yamamuro, M et al：Direct effects of aldosterone on cardiomyocytes in the presence of normal and elevated extracellular sodium. Endocrinology 147：1314-1321, 2006
3) Yoshino, T et al：Preconditioning actions of aldosterone through p38 signaling modulation in isolated rat hearts. J. Endocrinol 222：289-299, 2014
4) Jaisser, F et al：The mineralocorticoid receptor in heart：different effects in different cells. Hypertension 57：679-680, 2011
5) Sato, A et al：High glucose stimulates aldosterone-induced hypertrophy via type I mineralocorticoid receptors in neonatal rat cardiomyocytes. Endocrinology 137：4145-4153, 1996

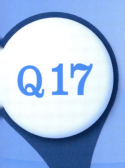

Q17 MR活性化の腎臓に対する病的作用に関して教えてください

垣尾勇樹・内田治仁

- MRの活性化は蛋白尿や腎臓の炎症性・線維性変化をもたらす．
- MRが活性化しているメタボリックシンドローム患者へのMRA投薬がCKD予防策として期待される．

MR活性化による腎障害のメカニズム

ミネラルコルチコイド受容体（MR）は腎臓，脳海馬，心血管系などに存在し，腎臓のなかでは遠位尿細管から集合管かけて高度に発現しており，アルドステロンの作用を受けて集合管の主細胞の上皮性Na^+チャネルを介したNa^+の再吸収を誘導する．

近年，ミネラルコルチコイド過剰による水・Na貯留型高血圧モデルである酢酸デオキシコルチコステロン食塩 11-deoxycorticosterone acetate-salt（DOCA-salt）ラットモデルにおいて，血圧とは独立したTh17細胞の活性化が腎組織において確認された[1]．この活性化されたTh17細胞はインターロイキン-17 interleukin-17（IL-17）を産生し炎症性サイトカイン〔顆粒球マクロファージコロニー刺激因子 granulocyte macrophage-colony stimulating factor（GM-CSF），腫瘍壊死因子α tumor necrosis factor alpha（TNF-α），インターロイキン-2（IL-2）〕をアップレギュレートし炎症を惹起する[2]．またミネラルコルチコイドは上記のTh17細胞の分化に寄与する働きをもつ血清グルココルチコイドキナーゼ1 Serum/glucocorticoid regulated kinase 1（SGK1）もアップレギュレートする[2]．SGK1はNF-kBシグナルを介して形質転換増殖因子β1 transforming growth factor beta 1（TGF-β1）などの線維化促進性のメディエーターの産生をもたらし，これが腎組織の線維化へとつながる．

アルドステロン非依存性のMR活性化と尿蛋白

MR関連高血圧は血漿アルドステロン上昇がみられるアルドステロン依存タイプと血漿アルドステロン正常のアルドステロン非依存タイプの2つのサブタイプに分類される（図1）．後者のタイプは肥満，糖尿病，慢性腎臓病 chronic kidney disease（CKD）患者などに多くみられる．動物実験でも，低アルドステロン血症モデルであるDahl食塩感受性高血圧ラットの腎臓においてMR活性化が認められ，ミネラルコルチコイド受容体拮抗薬（MRA）によりその足細胞障害，蛋白尿，糸球体硬化が抑制したことが示されている．アルドステロン非依存性のMR活性化のファクターとしてRac1が注目されている．Rho-GTPaseファミリー蛋白であるRac1は，アクチン線維のネットワークを形成に関与することで細胞骨格の調節において寄与することが知られているが，このRac1がアルドステロン非依存性MR活性化に関与していることが in vivo, in vitro の両方で実証された[3]．CKD予防において重要なのが尿蛋白の抑制であるが，上記研究ではRac1の

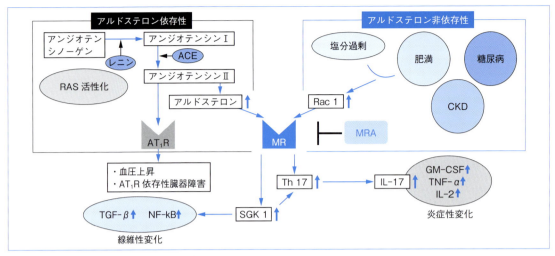

図1 腎臓におけるMR活性化を介した病的作用
MRの活性化にはRASが活性化されアルドステロン上昇がみられるアルドステロン依存性のものと，アルドステロン上昇のみられないアルドステロン非依存性のものがある．アルドステロン非依存性のMR活性にはRac1が関与している．MR活性化によりTh17細胞の活性化，SGK1のアップレギュレートがもたらされ，種々のシグナルを介して腎に炎症性，線維性変化をもたらす．
AT₁R：angiotensin I receptor アンジオテンシン I 受容体

過剰活性化マウスで生じるアルブミン（Alb）尿，足細胞障害，糸球体硬化を呈するがRac1特異的小分子阻害剤やMRAの投薬により，上記の腎障害が抑制されることが確認されており，CKDの進行とアルドステロン非依存性MR活性化には深い関連があると言える．

メタボリックシンドロームへのMRAの有効性

メタボリックシンドローム（Mets）のモデルであるSHR/NDmcr-cpラット（SHR肥満ラット）において脂肪細胞から放出されるアディポカインがアルドステロン分泌促進をもたらしMR活性化を介して腎障害（足細胞障害，蛋白尿）を引き起こすことが示されており[4]，高アルドステロン状態のMetsはCKDのリスクと言える．このモデルにMRAであるエプレレノンを投薬することで蛋白尿の抑制がみられた．臨床においても，塩分摂取量の多い日本人のCKD患者へのアルドステロン拮抗薬投与がAlb尿抑制をもたらしたことが明らかとなっており[5]，一方でMetsは食塩感受性と相関することが知られている．これらのことからMets患者のCKD予防としてのMRAの有効性が期待される．

以上のことからMR活性化は蛋白尿や腎臓の炎症性・線維性変化といった病的作用をもたらし，アルドステロン上昇の有無によらずMR活性状態にある患者へのMRAの投薬がCKD予防，腎障害進行抑制に効果的であると考えられる．

〈執筆協力者〉和田　淳（岡山大学大学院医歯薬学総合研究科 腎・免疫・内分泌代謝内科学）

●● 文献 ●●

1) Amador, CA et al：Spironolactone decreases DOCA-salt-induced organ damage by blocking the activation of T helper 17 and the downregulation of regulatory T lymphocytes. Hypertension 63：797-803, 2014
2) Artunc, F et al：Mineralocorticoid and SGK1-sensitive inflammation and tissue fibrosis. Nephron Physiology 128：35-39, 2014
3) Shibata, S et al：Modification of mineralocorticoid receptor function by Rac1 GTPase：implication in proteinuric kidney disease. Nature medicine 14：1370-1376, 2008
4) Nagase, M：Activation of the aldosterone/mineralocorticoid receptor system in chronic kidney disease and metabolic syndrome. Clin exp Nephrol 14：303-314, 2010
5) Ando, K et al：Anti-albuminuric effect of the aldosterone blocker eplerenone in non-diabetic hypertensive patients with albuminuria：a double-blind, randomised, placebo-controlled trial. lancet Diabetes endocrinol 2：944-953, 2014

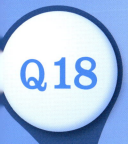

Q18 ACE阻害薬そしてARBでも出現するアルドステロンブレークスルーの機序と病的意義を教えてください

赤﨑雄一・大石　充

- ACE阻害薬もしくはARBを使用していると，一定の頻度でみられる．
- ACE阻害薬やARBに少量のアルドステロン拮抗薬を併用することにより，臓器保護効果がみられる．

アルドステロンブレークスルーの機序

　アンジオテンシン変換酵素（ACE）阻害薬もしくはアンジオテンシンⅡ受容体拮抗薬（ARB）を使用していると，一旦下がっていた血漿アルドステロン濃度が，再び上昇することがあり，この現象をアルドステロンブレークスルー現象と呼ばれる．この現象は，使用するレニン・アンジオテンシン系（RAS）阻害薬にかかわらず，一定の頻度で認められる．その頻度は，報告によりさまざまだが，RAS阻害薬投与開始から半年後の発症頻度は10％，1年後では53％と報告されているものもある[1]．ACE阻害薬投与中の機序としては，ACE以外のアンジオテンシンⅡ angiotensinⅡ（AngⅡ）合成経路によるAngⅡ産生が増加することにより，アルドステロン産生が関与するとされている（図1）．ACE以外にもキマーゼなど他の合成経路が存在しており，AngⅡ産生の30～40％はレニン依存性かつACE非依存性と報告されている[2]．したがってACE阻害薬投与時には，これらの経路によってAngⅡ産生が優位となる可能性が考えられる．またARB投与中のアルドステロンブレークスルーについては，ARB投与により増加したAngⅡが副腎のAT₂受容体を

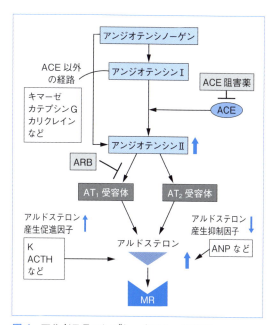

図1　アルドステロンブレークスルーの機序

介してアルドステロン産生作用を増強することが報告されており[3]，機序として考えられているものの，モデルにより病態が異なることから，一定の見解は得られていない．その他，アルドステロン産生促進因子である副腎皮質刺激ホルモンadrenocorticotropic hormone（ACTH），血清Kの増加やアルド

ステロン産生抑制因子である心房性ナトリウム利尿ペプチド atrial natriuretic peptide（ANP）などの因子が低下することによる関与も示唆されている．

病的意義

アルドステロンブレークスルーにおいては，RAS阻害薬の降圧効果には影響を与えないものの臓器保護効果を減弱させると考えられている．

RALES（Randomized Aldactone Evaluation Study）試験においてスピロノラクトン，EPHESUS（Eplerenone Post-Acute Myocardial Infarction Heart Failure Efficacy and Sruvival Study）試験とEPHESUS-HF（Eplerenone in Mild Patients Hospitalization and Survival Study in Heart Failure）研究においてエプレレノンの追加投与により，心血管イベントを有意に減少することが示されている[4]．各臓器についての報告としては，ACE阻害薬の長期投与を行った際にアルドステロンブレークスルーにより左室肥大抑制効果が減弱することが報告されている．また，糖尿病性腎症については，アルドステロンブレイクスルー発現群では，非発現群と比べて，血圧に差がないものの，尿中アルブミン（Alb）排泄量が高値を示した．さらにアルドステロンブレークスルー発現群にスピロノラクトンを併用したところ，尿中Alb排泄量が抑制されることも示された[5]．同様の検討はエプレレノンでも行われている．したがって，アルドステロンブレークスルーが生じた際に，ACE阻害薬またはARBの臓器保護効果が減弱するものと考えられるため，アルドステロンブレークスルーの予防を目的として，ACE阻害薬やARBにアルドステロン拮抗薬を併用することの重要性が指摘されている．一方で，アルドステロンブレークスルーに対するアルドステロン拮抗薬を投与する際は，血圧に影響を与えない容量で効果があると考えられている．実臨床上のアルドステロンブレークスルーが問題になるのは，おもに心血管系の非上皮性作用であるが，アルドステロン拮抗薬の投与は同時に，腎臓などの上皮性組織にも作用するため，K代謝に影響する可能性がある．上記のように，アルドステロン拮抗薬は少量で効果がみられることから，副作用に気をつけながら，少量で用いることが重要である．

●● 文献 ●●

1) Bomback, AS et al：The incidence and implications of aldosterone breakthrough. Nat Clin Pract Nephrol 3：486-492, 2007
2) Hollenberg, NK：Pharmacologic interruption of the renin-angiotensin system and the kidney：differential responses to angiotensin-converting enzyme and renin inhibition. J Am Soc Nephrol 10：S239-S242, 1999
3) Naruse, M et al：Aldosterone breakthrough during angiotensin II receptror antagonist therapy in stroke-prone spontaneously hypertensive rats. Hypertension 40：28-33, 2002
4) Pitt, B et al：The effect of spironolactone on morbidity and mortality in patients with severe heart failure. Randomized Aldactone Evaluation Study Investigators. N NEJM 341：709-717, 1999
5) Sato, A et al：Effectiveness of aldosterone blockade in patients with diabetic nephropathy. Hypertension 41：64-68, 2003

PART 2

MRAの臨床効果を検証する

降圧薬としてのMRA

Q19 欧米，日本の高血圧ガイドラインにおけるMRAの位置づけを教えてください

藤野貴行・長谷部直幸

A
- 治療抵抗性高血圧に対してMRAの追加を各ガイドラインで推奨されている．
- 治療抵抗性高血圧には二次性高血圧を含んでいる可能性もあり，注意が必要である．
- MRAは左室収縮障害，心筋梗塞後の臓器障害を合併する高血圧治療薬としてあげられている．

治療抵抗性高血圧に対するMRAの追加投与

ミネラルコルチコイド受容体拮抗薬（MRA）は日本および欧米の高血圧ガイドラインでは，積極的推奨がない場合一次選択薬に対する追加療法として用いられ，第四選択薬の位置づけである（図1）[1]．また治療抵抗性高血圧に対する選択薬としてあげられている（表1）[1]．治療抵抗性高血圧は，クラスの異なる3剤の降圧薬を用いても血圧が目標値まで下がらない場合と定義されている．治療抵抗性高血圧の頻度は，全高血圧患者のうち3〜30％の頻度であることが報告されているが，頻度が報告間で異なるのは，定義や血圧測定法の違い，診察室血圧で定義されていることから白衣性高血圧を含んでいる可能性や二次性高血圧を含んでいる可能性もある．1,416例のコホート研究では，腎交感神経アブレーションの対象となる症例のスクリーニングを施行した場合，50％以上の症例で二次性高血圧のために除外された経緯がある．過去の大規模なコホート試験では，治療抵抗性高血圧の中で白衣性高血圧の頻度は12.2％であった．一方，治療抵抗性高血圧は心血管疾患の有病率や生命予後とも関連していることが明らかになっている．ALLHAT（Antihypertensive and Lipid-Lowering Treatment to Prevent Heart Attack Trial）試験の14,484例中，治療抵抗性高血圧（1,870例）では冠動脈疾患，脳卒中，全死亡，心不全，末梢動脈疾患，末期腎不全のリスクが高値であった．

各国ガイドラインでのMRAの推奨

日本高血圧学会の高血圧治療ガイドライン2014では[1]，以下のように提示されている．
① スピロノラクトンやエプレレノンなどMRAは，Na摂取過剰に，利尿効果も期待して，低レニン性高血圧に特に効果が期待でき，治療抵抗性高血圧に対する降圧薬としても有用である（推奨グレードA）．
② 心不全や心筋梗塞後において予後を改善する（推奨グレードA）．
③ 糖尿病性腎症以外でクレアチニン・クリアランス50mL/分以上の患者には，蛋白尿減少を目的としてエプレレノンを投与できる（推奨グレードB）．

アメリカ心臓協会American Heart Association（AHA）ガイドライン2017では[2]，治療抵抗性高血圧に対してMRAの追加使用が推奨されている．これは多剤併用療法の降圧療法にスピロノラクトン追

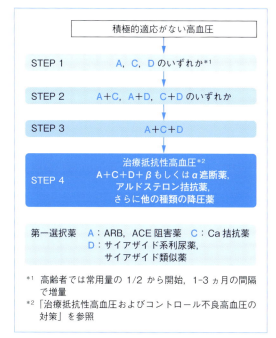

図1 積極的適応がない場合の高血圧治療の進め方

（文献1）日本高血圧学会：高血圧治療ガイドライン2014，ライフサイエンス出版，東京，P47，2014 より転載）

表1 治療抵抗性高血圧およびコントロール不良高血圧への薬物治療

Ca拮抗薬，ACE阻害薬/ARB，利尿薬の3剤で目標血圧に達しない場合
1. 増量，または服薬法変更（1日2回あるいは夜1回に）
2. アルドステロン拮抗薬の追加（血清Kに注意）
3. 交感神経抑制薬（αβ遮断薬，β遮断薬，α遮断薬）の追加
4. さらなる併用療法
   a. 中枢性交感神経抑制薬の追加
   b. 血管拡張薬（ヒドララジンなど）の追加
   c. ジヒドロピリジン系，非ジヒドロピリジン系Ca拮抗薬の併用
   d. ARB，ACE阻害薬，レニン阻害薬のうち，2種の併用（血清K，腎機能に注意）
   e. サイアザイド系利尿薬，ループ利尿薬の併用
5. 適切な時期に高血圧専門医に相談

（文献1）日本高血圧学会：高血圧治療ガイドライン2014，ライフサイエンス出版，東京，P56，2014 より転載）

加が，プラセボ，αおよびβ遮断薬に比較して，降圧効果における優位性が示されているPATHWAY-2試験（Optimal Treatment for Drug-Resistant Hypertension）の結果に基づいている[3]．一方，PATHWAY-2試験は慢性腎臓病chronic kidney disease（CKD）ステージ1，2の肥満患者を多く含む治療抵抗性高血圧に対するスピロノラクトンの効果を示したものであり，塩分制限を行っている患者，長時間作用型利尿薬内服中である患者，高K血症のリスクのあるCKD患者，に対してもスピロノラクトンの追加効果が得られるかどうかの疑問点があげられている．

こちらの推奨は欧州高血圧学会European Society of Hypertension/欧州心臓学会European Society of Cardiology（ESH/ESC）高血圧ガイドライン2013[4]，2014年に発表された国際高血圧学会International Society of Hypertension（ISH）ガイドラインおよび同年に発表された米国国立衛生研究所THE National Institutes of Health（NIH）の下部機関が発表した「高血圧の予防，発見，診断，治療に関する米国合同委員会第8次報告（JNC8）」[5]でも同様である．

●●文献●●

1) 日本高血圧学会：高血圧治療ガイドライン2014．ライフサイエンス出版，東京，2014
2) Whelton, PK et al：2017 ACC/AHA/AAPA/ABC/ACPM/AGS/APhA/ASH/ASPC/NMA/PCNA Guideline for the Prevention, Detection, Evaluation, and Management of High Blood Pressure in Adults：A Report of the American College of Cardiology/American Heart Association Task Force on Clinical Practice Guidelines. J Am soc Hypertens 12：579e1-579e73, 2018
3) Williams, B et al：Spironolactone versus placebo, bisoprolol, and doxazosin to determine the optimal treatment for drug-resistant hypertension（PATHWAY-2）：a randomised, double-blind, crossover trial. Lancet 386：2059-2068, 2015
4) Mancia, G et al：2013 ESH/ESC Guidelines for the management of arterial hypertension：the Task Force for the management of arterial hypertension of the European Society of Hypertension（ESH）and of the European Society of Cardiology（ESC）. J Hypertens 31：1281-357, 2013
5) James, PA et al：2014 evidence-based guideline for the management of high blood pressure in adults：report from the panel members appointed to the Eighth Joint National Committee（JNC 8）. JAMA 311：507-520, 2014

降圧薬としてのMRA

Q20 スピロノラクトンとエプレレノンの使い分けに関して教えてください

松永圭司・南野哲男

A
- 日常臨床では降圧作用ではなく併存疾患や副作用によってエプレレノンとスピロラクトンを使い分けることが多い.
- 併存疾患としてHFrEFを有する症例では, NYHA分類や基礎疾患を考慮して使い分けることが多い.
- 併存疾患として糖尿病や慢性腎臓病を有する症例ではエプレレノンの使用は慎重な対応が必要である.
- スピロノラクトンによる女性化乳房の副作用が許容できない症例にはエプレレノンが有用な選択肢となる.

降圧作用の観点からの使い分け

スピロノラクトンおよびエプレレノンの降圧作用は適切な用量を用いれば同等であるとされており, スピロノラクトン25mg≒エプレレノン50mgが同力価と考えて, 副作用や併存疾患によって使い分けられることが多い.

治療抵抗性高血圧の場合に対するミネラルコルチコイド受容体拮抗薬 (MRA) の追加は欧米のガイドライン上もclass Ⅱaであり, その場合PATHWAY-2試験の結果を受けてスピロノラクトンが好まれることもある[1]. しかし, 臨床の現場では後述するように, 副作用や併存疾患によって使い分けられることのほうが圧倒的に多い.

併存疾患の観点からの使い分け (HFrEF)

循環器医がMRAを使用する最も重要な理由の一つが左室駆出率が減少した心不全heart failure with reduced ejection fraction (HFrEF) の予後改善目的の投与と思われる. エビデンスの観点だけから言えば, NYHA分類Ⅲ〜ⅣのHFrEFではスピロノラクトンを[2], NYHAⅡのHFrEFや陳旧性心筋梗塞のHFrEFではエプレレノンを[3,4], ということになるが, 慢性疾患に対して長期予後改善薬を投与する場合には"担当医が使い慣れていること"もエビデンスと同様に重要であると筆者は考えている. 別項 (Q50, 118頁) で述べる禁忌事項との関係から, 筆者はスピロノラクトンを使用することが多く, 12.5mg/日を軸に用量調整を行い, 12.5mg〜25mg/日を維持量とすることが多い.

併存疾患の観点からの使い分け (糖尿病性腎症)

エプレレノンを降圧剤として使用する際には添付文書上で複数の禁忌項目があり, 特に"クレアチニン・クリアランス50mL/分以下の症例"および"微量アルブミン (Alb) 尿または蛋白尿を伴う糖尿病患者"が禁忌であることは薬剤選択のうえで重要である. 感染イベントや鎮痛薬の頻回使用などで腎機能が

表1 スピロノラクトンとエプレレノンの比較

薬剤	スピロノラクトン	エプレレノン
臨床で主に使用される疾患	高血圧症 HFrEF（NYHA Ⅲ～Ⅳ） 治療抵抗性高血圧で好まれる傾向	高血圧症 HFrEF （NYHA Ⅱ・陳旧性心筋梗塞）
主な副作用	高K血症 **女性化乳房**	高K血症
主な禁忌	高K血症 （具体的な数値記載なし）	高K血症 （血清K＞5.0mmol/Lは禁忌） ※Ccr＜50mL/分は禁忌 ※微量Alb尿or蛋白尿を伴う糖尿病性腎症は禁忌

※エプレレノンを降圧剤として使用する場合
Ccr：creatinine clearance

増悪し，クレアチニン・クリアランス50mL/分を下回る可能性があるため，高齢者で慢性腎臓病を有する症例では，臨床の現場ではエプレレノンの使用は慎重にならざるを得ない．

また，日本人の糖尿病患者8,897名（平均年齢63歳）を解析した報告によれば，微量Alb尿または蛋白尿を伴わず腎機能が保たれた患者の割合はわずか約6割程度に過ぎず[5]，逆に言えば糖尿病患者の約4割程度はエプレレノン投与が禁忌となることを意味する．微量Alb尿を厳重に経過観察しながらエプレレノンを投与することは可能であるが，糖尿病を有する症例では，臨床の現場ではエプレレノンの使用は慎重な対応が必要と思われる．

副作用の観点からの使い分け（女性化乳房について）

スピロノラクトンとエプレレノンの薬理学的な最大の違いは，エプレレノンのほうがアルドステロン受容体への選択性が高い点である．スピロノラクトンはアルドステロン受容体への選択性が低いことから，性ホルモン受容体の阻害による女性化乳房の副作用が少なからず認められる．女性化乳房は患者が強い疼痛を自覚することもあり，副作用が許容できない場合にはエプレレノンが有用な選択肢となる．

まとめ

臨床の現場でMRAを投与する場合には，降圧だけではなく，心保護などの多面的な作用を期待して投与されることが多い．投与禁忌にかからない薬剤を選択することを基本とし，そのうえでエビデンスと自身の使用経験を併せて，最適な薬剤を検討していくことになる．両薬剤の特徴を表1にまとめたので参照いただきたい．

文献

1) Williams, B：Spironolactone versus placebo, bisoprolol, and doxazosin to determine the optimal treatment for drug-resistant hypertension (PATHWAY-2)：a randomised, double-blind, crossover trial. The Lancet 386：2059-2068, 2015
2) Pitt, B et al：The effect of spironolactone on morbidity and mortality in patients with severe heart failure. Randomized Aldactone Evaluation Study Investigators. N Engl J Med 341：709-717, 1999
3) Zannad, F et al：Eplerenone in patients with systolic heart failure and mild symptoms. N Engl J Med 364：11-21, 2011
4) Pitt, B et al：Eplerenone, a selective aldosterone blocker, in patients with left ventricular dysfunction after myocardial infarction. N Engl J Med 348：1309-1321, 2003
5) Yokoyama, H et al：Microalbuminuria is common in Japanese type 2 diabetic patients：a nationwide survey from the Japan Diabetes Clinical Data Management Study Group (JDDM 10). Diabetes care 30：989-992, 2007

降圧薬としてのMRA

Q21 ACE阻害薬・ARBにMRAを加えるときのメリットと注意点を教えてください

藤野貴行・長谷部直幸

A
- MRAの左室収縮障害，心筋梗塞後に対する生命予後改善効果は，RAS阻害薬との併用で認めている．
- MRAとRAS阻害薬の併用では，eGFR低下が進行するにしたがい高K血症出現に注意が必要である．
- エプレレノンとスピロノラクトンの効力の違いから，eGFRを参考に，それぞれの使い分けや用量調節を行う．

ACE阻害薬・ARBにMRAを加えるメリット

　ミネラルコルチコイド受容体拮抗薬（MRA）は，RALES（Randomized Aldactone Evaluation Study）試験[1]やEPHESUS（Eplerenone Post-Acute Myocardial Infarction Heart Failure Efficacy and Survival Study）試験[2]において，左室収縮障害，心筋梗塞後の心不全患者に対して，生命予後改善効果を認めている．MRAの不整脈予防作用では，左室収縮障害を伴う心不全患者を対象としたEMPHASIS-HF（Eplerenone in Mild Patients Hospitalization and Survival Study in Heart Failure）研究において，新規心房細動 atrial fibrillation（AF）発症はエプレレノン群で減少しており，同様の結果が心不全のないSPIR-AF（Spironolactone-Atrial Fibrillation）試験でも認められた．MRAによる心臓突然死抑制がRALES，EPHESUS試験，EMPHASIS-HF研究で認められており，これらメタ解析でも，左室収縮障害例では，MRAにより心臓突然死を抑制することが示されている．これらの研究では95％にアンジオテンシン変換酵素（ACE）阻害薬や

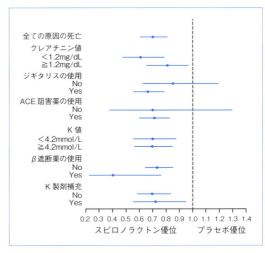

図1　RALES試験における全死亡の相対リスク
RALESで示された左室収縮障害を伴う症例の死亡率低下に対するスピロノラクトンの効果を臨床的特徴により層別化した場合，スピロノラクトンによる全死亡リスク低下はACE阻害薬や他の心不全治療薬との併用で認められている．
（文献1）より引用改変）

アンジオテンシンⅡ受容体拮抗薬（ARB）のレニン・アンジオテンシン系（RAS）阻害薬が併用されており，層別解析でもMRAによる全死亡リスク低下はRAS阻害薬との併用で認められている（図1）[1]．一方，収縮能正常の心不全（heart failure with preserved

表1 MRAの特徴

	スピロノラクトン	エプレレノン	フィネレノン
化学基	ステロイド	ステロイド	非ステロイド
作用機序	競合的阻害	競合的阻害	競合的阻害
MR親和性	+++	+	+++
MR選択性	±	+++	+++
Non genomic	なし	あり	不明
作用の速度	緩徐	迅速	不明
生物学的利用	60〜90%	不明	不明(94%、ラットの場合)
分布容量	不明	43〜90 L	不明
蛋白結合率	90%血清蛋白結合	50%血清蛋白結合	不明
代謝	肝代謝で活性代謝物	肝臓でCYP3A4により非活性代謝	不明
薬物半減期	1〜2時間	4〜6時間	不明(8.5時間、ラットの場合)
活性代謝物	あり	なし	不明
薬剤および代謝物の排泄半減期	10〜35時間	4〜6時間	不明

(文献5)より引用改変)

ejection fraction：HFpEF)を対象にしたOPTI-MIZE-HF(organized program to initiate lifesaving treatment in hospitalized patients with heart failure)試験、TOPCAT(Treatment of Preserved Cardiac Function Heart Failure with an Aldosterone Antagonist)試験においても、84%にRAS阻害薬が併用されているが、一次エンドポイントである心血管予後、突然死、心不全入院では有意差を認めなかった。層別解析ではMRAの効果は、RAS阻害薬など心不全治療薬との関連は明らかではなく、サブグループ解析では、ベースラインの脳性ナトリウム利尿ペプチドbrain natriuretic peptide(BNP)レベルが高い群ではスピロノラクトンの有効性を認めたことからも心不全の程度との関連が示唆されている。MRAとRAS阻害薬併用の有用性の裏付けとなる特異的機序を示す基礎研究は認めるが、臨床試験の層別解析ではMRAによるリスク低下効果はRAS阻害薬以外の心不全治療薬との併用でも関連を認める

ことから(図1)[1])、非特異的な機序とも考えられている。

RAS阻害薬は投与初期にはアルドステロンレベルは低下するが、その後治療前より上昇することがある。この現象をアルドステロンブレークスルーaldosterone breakthrough(AB)と呼ばれ、RAS阻害薬にMRAを併用することのメリットとなることが考えられている[4]。ABの出現頻度は10〜53%で、ABの出現頻度はARB＋ACE阻害薬併用とそれぞれ単独では変わらないという報告もある。アルドステロン値が10%以上上昇した場合をABの基準としている報告はあるが、ABの診断基準が一定しておらず、ABの程度に従って腎機能低下などイベントリスクが上昇するかは明らかではない。一方、アルドステロン値の正常範囲での変動でも心イベントのリスクになる報告がある。メタ解析では尿中アルブミン減少は、MRAをARBに追加した場合に認めており、ガイドラインでもこの点は推奨されている。

ACE阻害薬・ARBに MRAを加える時の注意点

　RAS阻害薬にMRAを併用した場合，高K血症の出現には注意が必要である．エプレレノンと比較し，スピロノラクトンは受容体親和性が高くおよび薬剤および代謝物の排泄半減期が長いことから，効果が高い反面，高K血症の頻度が高いことに関連していることが考えられた（表1）[5]．新規MRAであるフィネレノンは，非ステロイド系であるが，スピロノラクトンと同程度の血行動態への効果がある一方で，腎臓と心臓のミネラルコルチコイド受容体（MR）への親和性の違いから，高K血症や腎機能悪化のリスクは低いと報告されており，その安全性が想定され，臨床試験が進行中である（表1）[5]．

●文献●

1) Pitt, B et al : The effect of spironolactone on morbidity and mortality in patients with severe heart failure. Randomized Aldactone Evaluation Study Investigators. N Engl J Med 341 : 709-717, 1999
2) Zannad, F et al : Eplerenone in patients with systolic heart failure and mild symptoms. N Engl J Med 364 : 11-21, 2011
3) Pitt, B : Spironolactone for heart failure with preserved ejection fraction. N Engl J Med 371 : 181-182 : 2014
4) Bomback, AS et al : The incidence and implications of aldosterone breakthrough. Nat Clin Pract Nephrol 3 : 486-492, 2007
5) Parviz, Y et al : Emerging cardiovascular indications of mineralocorticoid receptor antagonists. Trends Endocrinol Metab 26 : 201-211, 2015

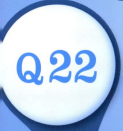

降圧薬としてのMRA

Q22 MRAと併用するとより強い降圧効果が得られる組み合わせを教えてください

藤原健史・苅尾七臣

- MRAは，治療抵抗性高血圧の患者に用いる．
- 治療抵抗性高血圧に対する4剤目の治療薬としては，スピロノラクトンが最も有用な薬剤である．

はじめに

　降圧剤として，実臨床で使用されているミネラルコルチコイド受容体拮抗薬（MRA）はスピロノラクトンとエプレレノンである．これらの薬剤は古典的な薬物であるが，現在でも新たなエビデンスが蓄積され，心不全や原発性アルドステロン症，本態性高血圧や治療抵抗性高血圧に対しては追加投与すべき薬剤となっている．本項では，降圧剤としてのMRAの有効性や，MRAと他の降圧剤との組み合わせについて概説する．

治療抵抗性高血圧に用いる

　治療抵抗性高血圧は，生活習慣の修正を行ったうえで，利尿薬を含む適切な用量の3剤の降圧薬を投与しても目標血圧まで低下しない状態，と定義される．「高血圧治療ガイドライン2014」では，アンジオテンシン変換酵素（ACE）阻害薬/アンジオテンシンⅡ受容体拮抗薬（ARB），Ca拮抗薬，利尿薬の4種類が第一選択薬とされ，それでも降圧目標を達成することができない場合に，MRAを用いることが推奨されている（図1）[1]．

　MRAの降圧効果や利尿効果は決して強いもので

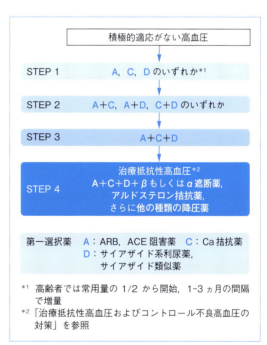

図1　積極的適応がない場合の高血圧治療の進め方
　　（文献1）日本高血圧学会：高血圧治療ガイドライン2014，ライフサイエンス出版，東京，P47，2014より転載）

はない．エプレレノンはミネラルコルチコイド受容体（MR）選択性が高いため，女性化乳房などの内分泌性副作用はほとんど認めない．しかし，MR遮断作用はスピロノラクトンより弱いため，同力価でエ

プレレノンを用いた場合の降圧効果はスピロノラクトンより劣る．

ACE阻害薬やARBとMRAを併用するときは，高K血症に注意する．スピロノラクトンは用量依存的な内分泌性副作用を有する．エプレレノンは，高K血症が生じうるため，アルブミン尿または蛋白尿を呈する糖尿病性腎症，およびクレアチニン・クリアランス50mL/分未満の患者には禁忌である．

降圧レベルを超えたMRAの有用性

RALES（Randomized Aldactone Evaluation Study）試験では，重症心不全患者（NYHA Ⅲ以上）の標準治療へのスピロノラクトンの追加投与が，心不全の悪化による入院リスクを35％低下させ，全死亡リスクを30％低下させた[2]．この試験では，スピロノラクトン投与群とプラセボ群の両群で，ベースライン時に利尿薬が全例，ACE阻害薬が約95％，β遮断薬が約10％の患者で用いられていた．また，TOPCAT（Treatment of Preserved Cardiac Function Heart Failure with an Aldosterone Antagonist）試験では，収縮能の保持された拡張障害性心不全に対してスピロノラクトンを用いた場合，プライマリエンドポイント（心血管死，心停止からの蘇生，心不全による入院）の発症率には有意差がなかったが，心不全による入院をスピロノラクトン群で11％低下させた[3]．

EMPHASIS-HF（Eplerenone in Mild Patients Hospitalization and Survival Study in Heart Failure）研究では，軽症の慢性心不全（NYHA Ⅱ）で収縮能が低下した患者において，ACE阻害薬/ARBやβ遮断薬といった心不全の基礎治療がほぼ全例で行われたうえで，エプレレノンの追加投与がプライマリエンドポイント（心血管死＋心不全入院）の発症リスクを37％低下させた[4]．

これらの臨床試験におけるMRAの降圧レベルは明らかでないが，心不全患者に対するMRAの使用は降圧度を超えた心保護作用があると考えられる．ACE阻害薬/ARBやβ遮断薬といった心不全治療が行われている上に，さらにMRAを追加することで，心血管イベントリスクを低下させることができる臨床的意義は大きいと考える．

心不全の病態以外では，治療抵抗性高血圧を示す中等度〜重度の閉塞性睡眠時無呼吸を有する患者に対するスピロノラクトンは，血圧レベルを低下させるとともに，無呼吸−低呼吸指数や酸素飽和度低下指数を有意に低下させることが報告されている[5]．

治療抵抗性高血圧に対するスピロノラクトンの有用性

スピロノラクトンは，治療抵抗性高血圧に対する治療薬として推奨されている（図1）[1]．しかし，ACE阻害薬/ARB，Ca拮抗薬，利尿薬の次の治療選択肢として，スピロノラクトンやβ遮断薬，α遮断薬のどの降圧剤を用いるべきか明らかでなかった．治療抵抗性高血圧の基礎病態として過度のNa貯留があるので，4剤目の追加薬は多剤よりもスピロノラクトンが有効であるという仮説を検証したのが，PATHWAY-2試験である[6]．同試験は，二重盲検プラセボ対照無作為割付クロスオーバー試験としてデザインされた．

最大量のACE阻害薬/ARB，Ca拮抗薬，利尿薬を3ヵ月以上内服していたにもかかわらず，診察室収縮期血圧≧140mmHgかつ家庭収縮期血圧≧130mmHgの患者335名（平均年齢61.4歳，男性69％）がエントリーされた．対象患者はスピロノラクトン25〜50mg，放出制御型ドキサゾシン4〜8mg，ビソプロロール5〜10mg，またはプラセボの1日1回投与を，クロスオーバー法で決められた順に無作為に割り付けられた（12週間の治療期間：低用量6週間，高用量6週間）．1年間の治療期間の後に，スピロノラクトンはプラセボ群と比較して，平均家庭収縮期血圧を−8.70mmHg（95％信頼区間［CI］，−9.72〜−7.69mmHg）大きく低下させた．また，その降圧度は，ドキサゾシン群よりも−4.03mmHg（95％CI，−5.04〜−3.02mmHg），そしてビソプロロール群よりも−4.48

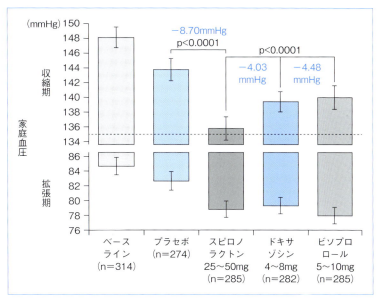

図2 治療抵抗性高血圧に対するスピロノラクトン，ドキサゾシン，ビソプロロールの有効性

それぞれのカラムの最高/最低レベルは，非調整家庭血圧レベルを示す（低用量期と高用量期の平均）．エラーバーは95%信頼区間を示す．

（文献6）より引用改変）

mmHg（95% CI，−5.50〜−3.46 mmHg）有意に大きく低下させた（図2）[6]．これらの結果より，治療抵抗性高血圧に対する4剤目の治療薬としては，スピロノラクトンが最も有用な薬剤であることが証明されたのである．

おわりに

治療抵抗性高血圧に対するMRAの有効性や，MRAと他の降圧剤との組み合わせについて概説した．スピロノラクトンは，ACE阻害薬/ARB，Ca拮抗薬，利尿薬を内服している状況下でも，さらなる降圧効果が期待できる薬剤である．また，心不全症例では，降圧レベルを超えて心保護作用があると考えられるので，重症度を問わず，心不全患者にはMRAを投与すべきであると考える．特に食塩摂取量が多い我々日本人には，有用な治療選択肢であると考えられるので，基礎病態を把握したうえで，積極的に使用したい薬剤である．

● 文献 ●

1) 日本高血圧学会：高血圧治療ガイドライン 2014．ライフサイエンス出版，東京，2014．
2) Pitt, B et al：The effect of spironolactone on morbidity and mortality in patients with severe heart failure. Randomized Aldactone Evaluation Study Investigators. N Engl J Med 341：709-717, 1999
3) Pfeffer, MA et al：Spironolactone for heart failure with preserved ejection fraction. N Engl J Med 371：181-182, 2014
4) Zannad, F et al：Eplerenone in patients with systolic heart failure and mild symptoms. N Engl J Med 364：11-21, 2011
5) Yang, L et al：Effect of spironolactone on patients with resistant hypertension and obstructive sleep apnea. Clin Exp Hypertens 38：464-468, 2016
6) Williams, B et al：Spironolactone versus placebo, bisoprolol, and doxazosin to determine the optimal treatment for drug-resistant hypertension（PATHWAY-2）：a randomised, double-blind, crossover trial. Lancet 386：2059-2068, 2015

降圧薬としてのMRA

Q23 原発性アルドステロン症の病態と治療方針を教えてください

藤澤　諭・大塚文男

A
- 原発性アルドステロン症は副腎腺腫や過形成によるアルドステロン分泌過剰による低レニン・高アルドステロン血症を呈し，高血圧および低K血症を来す．
- 治療は片側性病変で病側の副腎摘出術を行い，両側性病変や手術適応にならない場合にはMRAなどでの薬物治療が行われる．

原発性アルドステロン症の病態

　原発性アルドステロン症 primary aldosteronism（PA）は副腎からのアルドステロンの過剰分泌によって低レニン・高アルドステロン血症を来し，高血圧・低K血症・代謝性アルカローシスを引き起こす疾患である．現在，PAは高血圧患者の約5〜10％に認めるとされ，二次性高血圧症の多くを占める疾患であると考えられている．

　PAのうち低K血症を伴うのは約1/4とされており，低K血症の有無にかかわらずPAのスクリーニング検査は全ての高血圧患者に行うことが望ましい．またPAは本態性高血圧症に比べ脳・心血管疾患および蛋白尿の合併頻度が高く早期の発見・治療が必要である．

　PAは，片側性の副腎腺腫を主な成因とするアルドステロン産生腺腫 aldosterone-producing adenoma（APA）と，副腎過形成などの両側性の病変による特発性アルドステロン症 idiopathic hyperaldosteronism（IHA）に分類される．APAのような片側性病変は，手術によって血圧の正常化や高アルドステロンに関連する症状の改善が期待できる．なお，2017年に日本内分泌学会から診断・治療におけるPAコンセンサスステートメントが出されている[1]．

PAの検査・治療方針

　PAの検査・治療の流れを図1[1]に示す．まずスクリーニング検査は血漿レニン活性 plasma renin activity（PRA）（ng/mL/時）と血漿アルドステロン濃度 plasma aldosterone concentration（PAC）（pg/mL）の同時測定によって行う．アルドステロン濃度の単位にはng/dLが用いられることもあり，単位の表示には注意を要する．PACとPRAの比であるARR（PAC/PRA）＞200かつPAC＞120 pg/mLが基準として推奨されている．採血の条件としては早朝・空腹・安静臥床後が望ましく，降圧薬もCa拮抗薬やα遮断薬に変更しておくと薬剤のレニン・アルドステロン分泌への影響を小さくできる．しかし採血条件の厳密な規定は難しく，プライマリケアでは随時条件での検査でよい．降圧薬については，薬剤変更より血圧管理を優先すべきであり，典型的なPAではアンジオテンシン変換酵素（ACE）阻害薬やアンジオテンシンⅡ受容体拮抗薬（ARB）・ミネラルコルチコイド受容体拮抗薬（MRA）の使用下でもスクリーニングに大きな影響を与えないとの報

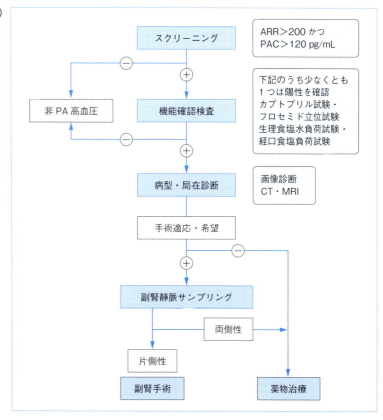

図1 原発性アルドステロン症（PA）診療の検査・治療のアルゴリズム
（文献1）より引用改変）

告もあり[2,3]，降圧薬の変更は必須とはいえない．

スクリーニング検査で基準を満たした場合にはアルドステロンの自律性・過剰分泌を確認する機能確認検査を実施する．検査の種類・数については実施する施設や学会のガイドライン毎に異なり，上記ステートメントではカプトプリル試験・フロセミド立位試験・生理食塩水負荷試験・経口食塩負荷試験のうち少なくとも1種類の検査の陽性確認が推奨されており，これらを満たした際にPAの診断に至る．筆者らの施設では4時間立位負荷試験も行っており，アルドステロンの日内変動と併せてPAの診断に用いている．

PAが片側性病変か両側性病変かにより治療方針が異なるため，副腎腫瘍の検出のために腹部CT・MRIなどで画像検査を行う．片側性病変で手術を検討する場合には，原則として副腎静脈サンプリングAdrenal vein sampling（AVS）での局在診断が必須となる．また，AVSを行うことが予想される場合には，空間分解能が高い造影multidetector CT（MDCT）が推奨される．AVSの判定については，PAC/コルチゾール（F）の腫瘍側と非腫瘍側の比であるlateralized ratio（LR）＞4とPAC/Fの非腫瘍側とIVCの比であるcontralateral ratio（CR）＜1が用いられる．AVSは侵襲的な検査手技であり，判定については右副腎静脈へのカテーテル挿入成功率に依存し，また手技についても副腎皮質刺激ホルモンadrenocorticotropic hormone（ACTH）負荷を行うか否かなど議論の余地がある．このため実施については適応を十分に吟味したうえで，経験数の多い施設で行うことが望ましい．

上記の検査で片側性病変と診断された場合には手術の適応となる．現在は腹腔鏡下副腎腫瘍摘除術が標準術式となっている．一方で両側性病変や，片側性病変であっても患者が手術を希望しない場合，合併症で手術が困難な場合には薬物治療を行う．多くの場合MRAを用い，降圧が不十分な場合にはCa

拮抗薬やACE阻害薬・ARBなどを併用する．現時点では片側性病変の際に手術が薬物治療と比べて生命予後に優れているとのエビデンスはないものの，高血圧・低K血症の改善には外科手術が有効とされ[4,5]，手術が可能な患者では副腎摘出術を考慮すべきである．

自験例提示

40歳，男性．健康診断で収縮期血圧が200 mmHgを超える高血圧を指摘され近医を受診した．血液検査で低K血症（K：3.0 mmol/L），血中アルドステロン濃度 aldosterone（Aldo）：290 pg/mL，PRA：0.2 ng/mL/時，ARR：1450を指摘され，PAの疑いで当院を受診した．カプトプリル試験では60分後ARR：577（>200）と陽性であった．副腎CTでは右副腎に10mmの結節を認めた（図2）．AVSでは，右副腎静脈においてAldo：24,289 pg/mLと著明に上昇しており，LR：52.9>4，CR：0.66<1の結果から右副腎腺腫からのアルドステロン過剰産生と診断し，腹腔鏡下右副腎摘除術を施行した．術後速やかに低K血症は消失し，降圧薬はアムロジピン5mgのみ内服している．

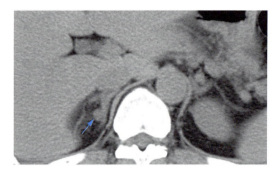

図2 症例：アルドステロン産生腺腫によるPA

40歳，男性．CTで右副腎に10mmの腺腫を疑う結節を認めた（矢印）．AVSでは，右副腎静脈よりF：36.1 μg/dL，Aldo：24,289 pg/mLであり，右副腎腫瘍からのアルドステロン過剰分泌と診断した．

●文献●

1) 日本内分泌学会（編）：わが国の原発性アルドステロン症の診療に関するコンセンサス・ステートメント．日本内分泌学会雑誌 92：1-49, 2016
2) Murase, K et al：Prevalence and clinical characteristics of primary aldosteronism in Japanese patients with type 2 diabetes mellitus and hypertension. Endocr J 60：967-976, 2013
3) Haase, M et al：Outcome of adrenal vein sampling performed during concurrent mineralocorticoid receptor antagonist therapy. J Clin Endocrinol Metab 99：4397-4402, 2014
4) Catena, C et al：Cardiovascular outcomes in patients with primary aldosteronism after treatment. Arch Intern Med 168：80-85, 2008
5) Miyake, Y et al：Prognosis of primary aldosteronism in Japan：results from a nationwide epidemiological study. Endocr J 61：35-40, 2014

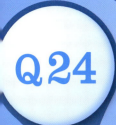

心不全

Q24 MRAの多施設共同試験を解説する（HFrEF）：RALES試験

中村一文

- 対象はNYHA ⅢまたはⅣ，左室駆出率35％未満でACE阻害薬を含む標準的治療を受けている重症心不全患者．
- 結果はスピロノラクトンがプラセボに比べて有意に死亡リスクを低下させた（相対リスク0.70）．
- 死亡リスクの30％低下は，心不全の進行による死亡および心臓突然死の低下によるものであった．

RALES（Randomized Aldactone Evaluation Study）試験の背景

1. 心不全におけるRAASの亢進

レニン・アンジオテンシン・アルドステロン系（RAAS）は血圧・体液量の維持を司る生理的システムである．アンジオテンシンⅠはアンジオテンシン変換酵素（ACE）ならびにキマーゼなどによってアンジオテンシンⅡに変換される．アンジオテンシンⅡは血管収縮を起こすとともに，副腎皮質に作用してアルドステロンの分泌を促進させ，血圧・体液量の維持を司る（図1）．心不全時には代償性にRAASが亢進する．交感神経系の活動亢進もレニン分泌の亢進などを介してRAASをさらに亢進させる．このようなRAAS亢進は生体にとって過剰となり，心不全を悪化させていく．

2. ACE阻害薬・ARBによるRAASの抑制とアルドステロンブレークスルー現象

ACE阻害薬を使用して，心不全時に過剰に亢進しているRAASを阻害することは心不全の治療に有効で，多くの大規模臨床試験によって予後改善効果が示されている．アルドステロンはRAASの一番下流であり，ACE阻害薬あるいはアンジオテン

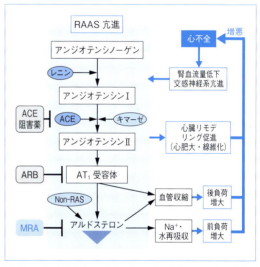

図1　心不全におけるRAAS亢進と心不全増悪の悪循環
RAAS亢進，心不全における悪循環，ACE阻害薬・ARB・MRAの作用部位を示す．

シンⅡ受容体拮抗薬（ARB）を投与して，その開始1ヵ月後ぐらいで血中アルドステロン濃度が一度低下する．しかしながら，半年後ぐらいに一度低下したアルドステロンの濃度が再上昇する現象が報告されており，アルドステロンブレークスルー現象とよばれている．キマーゼ・AT₂レセプターの活性化・Non-RASなどが関与する．したがってRAASをさ

らにブロックするには，ACE阻害薬またはARBに加え，ミネラルコルチコイド受容体拮抗薬（MRA）によるアルドステロンの抑制が必要であると考えられる．

RALES試験の目的[1]

左室収縮不全による重症心不全患者 heart failure with reduced ejection fraction（HFrEF）でACE阻害薬を含む標準的治療を受けている患者に，MRAであるスピロノラクトンを追加することにより死亡リスクが低下するかを検討すること．一次エンドポイントは全死亡．

RALES試験の対象とデザイン

1. RALES試験の対象

1,663例．NYHA Ⅲ またはⅣ，左室駆出率35%未満でACE阻害薬・ループ利尿薬による標準的治療を受けている重症心不全患者．

2. RALES試験のデザイン・治療法

二重盲検，無作為割付け，intention-to-treat解析．スピロノラクトン群（25 mg/日）822例またはプラセボ群841例．

3. RALES試験のデザインと期間

追跡期間は平均24ヵ月．

RALES試験の結果

平均24ヵ月追跡後，中間解析の結果，スピロノラクトン群の有用性が明らかになり試験は中止された．死亡数はプラセボ群386例（46%），スピロノラクトン群284例（35%）で，スピロノラクトン群の死亡に対する相対リスクは0.70（95%信頼区間0.60〜0.82，$P<0.001$）であった．同群における死亡リスクの30%低下は，心不全の進行による死亡および心臓突然死の低下によるものであった．年齢・心不全の原因（虚血・非虚血）によらず死亡リスクの低下を認めた．

心不全の悪化による入院はスピロノラクトン群がプラセボ群より35%低かった（相対リスク0.65，95%信頼区間，0.54〜0.77，$P<0.001$）．さらにスピロノラクトン群ではNYHA分類に有意な改善を認めた（$P<0.001$）．スピロノラクトン群で女性化乳房あるいは乳房痛が10%の男性に，プラセボ群で1%の男性に発現した（$P<0.001$）．重篤な高K血症の発症は両群とも低かった（プラセボ群1%・スピロノラクトン群2%）．

RALES試験後の検討[2]

スピロノラクトンとACE阻害薬との併用は高K血症の発症が懸念される．カナダ・オンタリオの1994〜2001年・66歳以上の130万人の記録から解析したところ，RALES試験の結果発表後，スピロノラクトンの処方率は増加し，高K血症による合併症および死亡も増加した．

したがって，スピロノラクトンとACE阻害薬を併用する時は血清K値の経時的な検査が必須である．

まとめ

左室収縮不全による重症心不全患者でACE阻害薬を含む標準的治療を受けている患者において，スピロノラクトンは予後改善に有効であることが示された．高K血症には注意が必要である．

この後，軽症の収縮不全患者においては，EMPHASIS-HF（Eplerenone in Mild Patients Hospitalization and Survival Study in Heart Failure）研究にてエプレレノンの有効性が報告されている（詳細はQ25参照）．

●● 文献 ●●

1) Pitt, B et al：The effect of spironolactone on morbidity and mortality in patients with severe heart failure. Randomized Aldactone Evaluation Study Investigators. N Engl J Med 1341：709-717, 1999
2) Juurlink, DN et al：Rates of hyperkalemia after publication of the Randomized Aldactone Evaluation Study. N Engl J Med 351：543-551, 2004

心不全

Q25 MRAの多施設共同試験を解説する（HFrEF）：EMPHASIS-HF 研究と J-EMPHASIS-HF 研究

松島将士・筒井裕之

A
- EMPHASIS-HF 研究において NYHA Ⅱ度の心不全患者に対するエプレレノンの予後改善効果が示された．
- J-EMPHASIS-HF 研究において本邦の心不全患者に対するエプレレノンの有効性が示された．

EMPHASIS-HF 研究

ミネラルコルチコイド受容体拮抗薬（MRA）が重症心不全患者の生存率を改善することは RALES（Randomized Aldactone Evaluation Study）試験において示されていた[1]．しかし，RALES 試験における心不全患者は NYHA Ⅲ～Ⅳ度の左室収縮不全 heart failure with reduced ejection fraction（HFrEF）であり，症状が比較的軽い HFrEF 患者に対する MRA の有効性は不明であった．そこで，NYHA Ⅱ度の HFrEF 患者を対象にエプレレノンの効果を検証するために EMPHASIS-HF（Eplerenone in Mild Patients Hospitalization and Survlval Study in Heart Failure）研究が行われた[2]．

2006 年 3 月～2010 年 5 月に 29 か国の 278 施設において標準治療を受けている NYHA Ⅱ度で左室駆出率 left ventricular ejection fraction（LVEF）が 35％以下の 2,737 名が，エプレレノン群 1,364 名，プラセボ群 1,373 名に二重盲検無作為に割り付けられた．中央値で 21 ヵ月間フォローアップされた時点で，主要評価項目である「心血管死もしくは心不全による入院」は，エプレレノン群で 249 例（18.3％），プラセボ群で 356 例（25.9％）に認め

られ，ハザード比 hazard ratio（HR）は 0.63〔95％信頼区間 confidence interval（CI）：0.54～0.74，p＜0.001〕とエプレレノンによる心不全のイベント抑制効果が示され（図 1a）[2]，試験は予定より早期に終了した．また，二次評価項目の「あらゆる原因による死亡」「あらゆる原因による入院」「心不全による入院」のプラセボ群に対するエプレレノン群の HR は，それぞれ 0.76（95％ CI：0.62～0.93，p＝0.009），0.77（95％ CI：0.67～0.88，p＜0.001），0.58（95％CI：0.47～0.70，p＜0.001）であった（図 1b～d）[2]．プラセボ群よりもエプレレノン群で高 K 血症を多く認めたが（11.8％ vs 7.2％，p＜0.001），薬物中断に至る症例数は両群間で有意差はなかった．本研究により症状が比較的軽い心不全患者に対する MRA の有効性が示された．

J-EMPHASIS-HF 研究

本邦においても心不全患者に対する MRA の有効性が J-EMPHASIS-HF 研究において報告された[3]．2010 年 11 月～2015 年 9 月に本邦の 52 施設において，標準治療を受けている NYHA Ⅱ～Ⅳ度で LVEF が 35％以下の心不全患者 221 例が登録され，

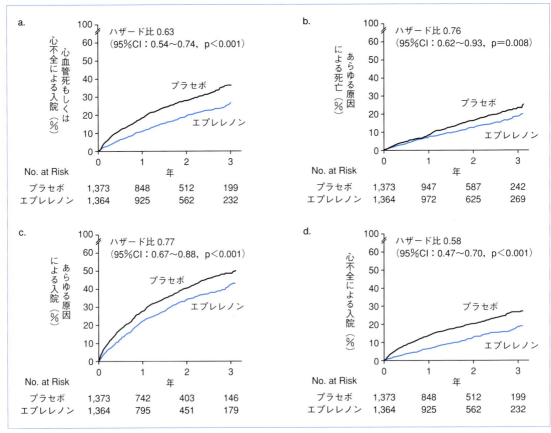

図1 EMPHASIS-HFにおける主要評価項目および副次評価項目
　　a：心血管死もしくは心不全による入院, b：あらゆる原因による死亡, c：あらゆる原因による入院, d：心不全による入院
　（文献2）より引用改変）

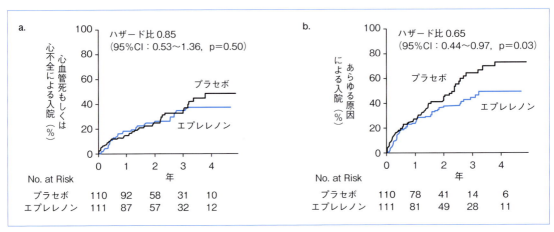

図2 J-EMPHASIS-HFにおける主要評価項目および副次評価項目
　　a：心血管死もしくは心不全による入院, b：あらゆる原因による入院
　（文献3）より引用改変）

111例がエプレレノン群，110例がプラセボ群に二重盲検無作為に割り付けられた．エプレレノン群，プラセボ群のフォローアップ期間は中央値で862日，895日であった．主要評価項目である「心血管死もしくは心不全による入院」は，エプレレノン群33例（29.7％），プラセボ群36例（32.7％）であり有意差は認めなかったが，ハザード比（HR）は0.85（95％CI：0.53〜1.36，p＝0.50）と改善傾向を示し（図2a）[3]，二次評価項目である「あらゆる原因による入院」は，HR0.65（95％CI：0.44〜0.97，p＝0.03）とエプレレノンの有効性が認められた（図2b）[3]．また，プラセボ群よりもエプレレノン群で脳性ナトリウム利尿ペプチドbrain natriuretic peptide（BNP）値は低く，LVEFは高い傾向を示した．一方，高K血症の発現率は両群間で有意差はなかった．わが国のHFrEF患者においてもエプレレノンの有効性，安全性が示された．

●● 文献 ●●

1) Pitt, B et al：The effect of spironolactone on morbidity and mortality in patients with severe heart failure. Randomized Aldactone Evaluation Study Investigators. N Engl J Med 341：709-717, 1999
2) Zannad, F et al：Eplerenone in patients with systolic heart failure and mild symptoms. N Engl J Med 364：11-21, 2011
3) Tsutsui, H et al：Double-blind, randomized, placebo-controlled trial evaluating the efficacy and safety of eplerenone in Japanese patients with chronic heart failure（J-EMPHASIS-HF）. Circ J 82：148-158, 2017

心不全

Q26 HFrEF 患者には triple blockade が必要と言われています．なぜ，ACE 阻害薬やβ遮断薬に MRA を加えると相加効果を出すのでしょうか？

猪又孝元

A
- MRA による心不全予後改善のエビデンスは，あくまで相加効果の臨床セッティングでしか存在しない．
- アルドステロンは，Na 再吸収と水貯留をもたらす全身作用と，血管の障害や心筋の線維化やアポトーシス，肥大を促進する局所作用を有する．
- 通常の ACE 阻害薬投与では，アルドステロンブレークスルーや組織 RAS 活性の残存を通じ，アルドステロン抑制が不十分となる．

MRA 単独による心不全治療効果のエビデンスはあるか？

心不全予後に関わる MRA の大規模臨床試験は，これまでに，駆出率が低下した心不全 heart failure with reduced ejection fraction（HFrEF）で 3 試験，駆出率が保たれた心不全 heart failure with preserved ejection function（HFpEF）で 1 試験しか存在しない．HFrEF 患者を対象とした 3 試験の多くは，すでにアンジオテンシン変換酵素（ACE）阻害薬とβ遮断薬の予後改善効果がエビデンスとして実証された時代に行われた．エントリー条件としては，この両剤の使用なしに臨床試験を組むことは倫理的に許容されなかった．したがって，ACE 阻害薬やβ遮断薬が併用されない状況で，ミネラルコルチコイド受容体拮抗薬（MRA）の投与がどの程度予後を改善させるのかは不明である．欧州での心不全ガイドライン[1]では，first-line として ACE 阻害薬とβ遮断薬を投与し，それでも心不全徴候が残存する HFrEF 症例の second-line として MRA を追加する治療アルゴリズムを提唱している（図1）．MRA による予後改善のエビデンスは，あくまで相加効果の臨床セッティングでしか存在しない．

なぜ MRA に心不全予後改善の相加効果があるのか？

1. MRA が有する独自の臨床効果

まず第一に，MRA が ACE 阻害薬やβ遮断薬が有しない独自の効果を有し，予後改善に寄与していることが考えられる．アルドステロンは，全身作用としての Na 再吸収と水貯留をもたらすだけでなく，局所作用として血管の炎症促進や内皮機能の障害をもたらし，心筋には線維化やアポトーシス，肥大を促進する[2]．すなわち，アルドステロンはうっ血徴候へと誘導する体液貯留を通じ「目に見える」心不全病態を形成すると同時に，心血管系自体の基盤を傷害し「目に見えない」予後不良の状況にも寄与する．MRA が有する多面的効果の病態的な背景である．

2. MRA が他剤とクロストークする臨床効果

第二として，本来は ACE 阻害薬やβ遮断薬が担う機序ながら，これらの薬剤のみでは十分に病態悪化を防ぎきれず，MRA がその穴埋めをする形で予後改善につながっていることが考えられる．ACE

阻害薬やアンジオテンシンII受容体拮抗薬（ARB）はアンジオテンシンIIの産生や作用抑制を通じ，産生系の下流に位置するアルドステロンをも抑制することが期待される．しかし，長期投与ではアルドステロン抑制が不十分となるアルドステロンブレークスルーが知られ，心腎障害を引き起こす要因と考えられている．また，血液循環中のレニン・アンジオテンシン系 renin-angiotensin system（RAS）活性とは別に，心血管局所を含む組織 RAS の存在が知られている[3]．組織 RAS を十分に抑制する ACE 阻害薬の投与量では，循環 RAS 遮断を通じて循環動態が悪化し，結果として心血管を保護する目的での組織 RAS 抑制が不十分となる懸念がある．

一方，アルドステロンは神経終末へのノルエピネフリン取り込みを抑制し，心臓交感神経活性との密接な関連が指摘されている[4]．そのため MRA は，本来β遮断薬が有する心室リモデリング抑制や心臓突然死予防への相加効果を有するとの報告がある．

3. リアルワールドでの triple blockade（triple therapy）の実態

上述した MRA の「穴埋め効果」は，心不全予後改善を担う他剤の使用状況によって変化するはずである．現在，ガイドラインで推奨された予後改善薬の投与はどの程度徹底されているのだろうか．本邦における東北地区の心不全データベース CHART（Chronic Heart Failure Analysis and Registry in Tohoku Registry）[5]では，わずか20％の first-line 薬の処方にとどまった．ここで，梗塞後心筋症の長期予後は非虚血性に比し不良であり，first-line 薬の未使用が独立した予後悪化因子として抽出された．言い換えれば，きちんと first-line 薬を使えば予後改善へつながる余地があったわけである．MRA の相加効果を語ると同時に，first-line 薬としての ACE 阻害薬やβ遮断薬の処方アドヒアランス向上にあらためて尽力すべきである．

●● 文献 ●●

1) Ponikowski, P et al：2016 ESC Guidelines for the diagnosis and treatment of acute and chronic heart failure. Eur Heart J 37：2129-2200, 2016

2) Maron, BA et al：Aldosterone receptor antagonists：effective but often forgotten. Circulation 121：934-939, 2010

3) Yoshimura, M et al：Synergistic inhibitory effect of angiotensin II receptor blocker and thiazide diuretic on the tissue renin-angiotensin-aldosterone system. J Renin Angiotensin Aldosterone Syst 11：124-126, 2010

4) Buss, SJ et al：Spironolactone preserves cardiac norepinephrine reuptake in salt-sensitive Dahl rats. Endocrinology 147：2526-2534, 2006

5) Shiba, N et al：Analysis of chronic heart failure registry in the Tohoku district：third year follow-up. Circ J 68：427-434, 2004

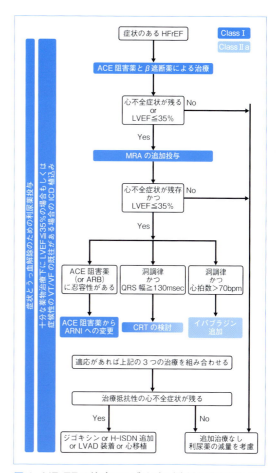

図1 HFrEF の治療アルゴリズム（欧州心臓病学会ガイドライン）

ARNI：angiotensin II receptor blocker neprilysin inhibitor アンジオテンシン受容体ネプリライシン阻害薬，CRT：cardiac resynchronization therapy 両心室ペーシング，ICD：implantable cardioverter defibrillator 植込み型除細動器，H-ISDN：hydralazine-isosorbide dinitrate ヒドララジン-硝酸イソソルビド，LVAD：left ventricular assist device 左室補助循環装置，VT：ventricular tachycardia 心室頻拍，VF：ventricular fibrillation 心室細動

（文献1）より引用改変）

心不全

Q27　HFrEF患者ではACE阻害薬やARBを最大限まで使用しないとMRAを併用してはいけないのでしょうか？あるいは、MRAの先行投与はいけないのでしょうか？

猪又孝元

A
- HFrEF患者には、ACE阻害薬、β遮断薬、MRAによるtriple therapyを入れ切ることが重要で、その際生ずる副次作用を最も減ずる順序立てを考える。
- MRAは、「目に見える」「目に見えない」両者の治療標的をにらんだ、一挙両得の治療ツールである。
- 重症心不全急性期では、血行動態への影響を最小限にMRAを先行させ、RAAS遮断の一角を担わせることがある。

心不全triple blockade（triple therapy）に導入順のエビデンスはあるか？

　予後改善というアウトカムは、患者一個人を前に医療者の経験からは導けず、あくまで大規模臨床試験の形でしか実証できない。そして、実証された事実は、試験に用いられた臨床セッティングでしか通用しない。心不全予後を改善する薬剤として、歴史的にアンジオテンシン変換酵素（ACE）阻害薬、β遮断薬、ミネラルコルチコイド受容体拮抗薬（MRA）の順でエビデンスが確立された。ある対象薬剤の有用性を検証する臨床試験では、ベースラインとして求められる至適薬剤は時代を経るごとに増えることとなる。つまり、β遮断薬の効果はACE阻害薬使用下でのエビデンス構築が基本となるし、MRAではACE阻害薬とβ遮断薬の両薬使用下が基本となる。これらベースライン薬剤抜きでの有効性は、それに見合う特殊な試験デザインがない限りエビデンスとして語ることはできない。唯一存在するのがβ遮断薬ビソプロロールを用いたCIBIS Ⅲ（Cardiac Insufficiency Bisoprolol Study Ⅲ）試験[1]であるが、ACE阻害薬とβ遮断薬のいずれから導入を開始しても予後には有意差がなかった。本試験は最終的にACE阻害薬とβ遮断薬の両薬を投与した試験デザインとなっており、主たる検証標的が最終投薬までのリスク評価にある点が重要である。β遮断薬は導入の下ごしらえとして、利尿薬により減負荷をかけ、軽くドライにすることが多い。事前の減負荷というリスク減弱を念頭におけば、オリジナルの試験デザイン通り、「ACE阻害薬既投与を前提としたβ遮断薬導入」が勧められるであろう。ただし、降圧効果がACE阻害薬で高いため、低血圧患者にはあえてβ遮断薬を先行させ、その後の左室逆リモデリングによる血圧上昇を見越し、後手としてACE阻害薬を導入するとの裏技もある。

　駆出率が低下した心不全heart failure with reduced ejection fraction（HFrEF）患者には、ACE阻害薬、β遮断薬、MRAによるtriple therapyが必要である。この際、この3剤をどのような順番で導入するかという論点よりも、この3剤を最終的に確実に入れ切ることが最大のポイントである。その際、導入率を最も高め、かつ、副次作用の出現を最も減ずる順序立てが、結果的に最適な導入手法ということになる。

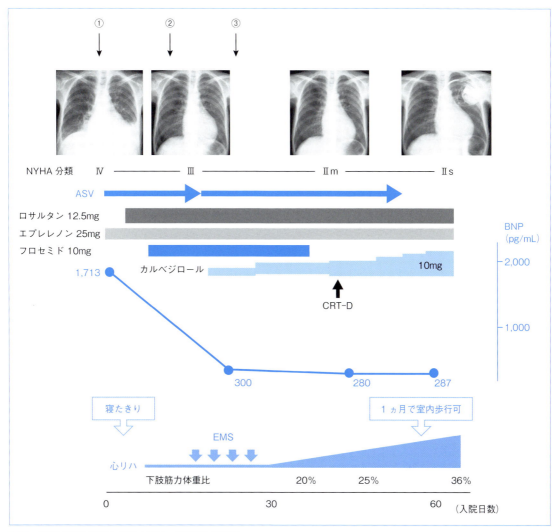

図1 重症心不全例におけるMRAの超急性期導入
　60歳代女性，NYHA Ⅳ急性心不全，cold & wet/収縮期血圧80mmHg．血圧低下を回避しながらのうっ血解除を目的に，MRAとASVで治療介入を開始した(①)．血行動態の悪化なく，ごく少量のARBと利尿薬を追加した(②)．うっ血の軽減を確認し，β遮断薬をごく少量から漸増した(③)．2ヵ月間でNYHA Ⅱとなり，退院した．
　ASV：adaptive servo-ventilation，EMS：electrical muscle stimulation，BNP：brain natriuretic peptide 脳性ナトリウム利尿ペプチド，CRT-D：cardiac resynchronization therapy defibrillator 両室ペーシング機能付き心臓再同期療法

急性心不全治療薬としてのMRA

　一般的に心不全治療は，利尿薬など症状改善を狙う「目に見える治療」と予後改善を期待する「目に見えない治療」から構成される．MRAは，薬理学的には利尿薬に分類されながらも，レニン・アンジオテンシン・アルドステロン系(RAAS)遮断薬の一員として予後改善を担う「目に見えない治療」として認知されている．しかし，個々の症例に着目すると，ときに「目に見える」利尿増強効果を実感する．例えば，右心不全などの高アルドステロン状況が推測される症例では，高用量のアルドステロン拮抗薬が思わぬ利尿をもたらすことがある．volumeコントロール困難例でスピロノラクトン100mgを短期投与する手法が提案され[2]，より心不全急性増悪早期の同薬投与が予後を改善させるとの報告[3]もある．現時点で，MRAの急性期投与が予後を改善させるとのエビデンスは構築されていない[4]が，MRAが「目

に見える」「目に見えない」両者の治療標的をにらんだ，一挙両得の治療ツールであり得ることは注目に値する．

　MRAは同時に，RAAS遮断の重要なパーツを担いながら，ACE阻害薬やARBのように降圧作用は強くなく，重症心不全急性期での低血圧例への有用なfirst touch薬となり得る．うっ血解除過程で血行動態を破綻させてしまうと，立て直すのが困難な症例である．長期的なうっ血解除にはRAAS遮断が必須で，一方，MRAはACE阻害薬に成り得ないのは承知しつつも，血行動態への影響を最小限にまずはMRAにRAAS遮断の一角を担わせる管理手法がある（図1）．重症心不全ほどtriple therapyの導入を目指すべきであり，その際にいかに副次作用を来さないか，言うなれば「失敗しない」脚本作りが求められる．その観点でMRAは，有益な治療スペックとなり得る．

●文献●

1) Willenheimer, R et al：Effect on survival and hospitalization of initiating treatment for chronic heart failure with bisoprolol followed by enalapril, as compared with the opposite sequence：results of the randomized Cardiac Insufficiency Bisoprolol Study (CIBIS) III. Circulation 112：2426-2435, 2005
2) Shchekochikhin, D et al：Increased Spironolactone in Advanced Heart Failure：Effect of Doses Greater than 25mg/Day on Plasma Potassium Concentration. Cardiorenal Med 3：1-6, 2013
3) Ferreira, JP et al：Tailoring diuretic therapy in acute heart failure：insight into early diuretic response predictors. Clin Res Cardiol 102：745-753, 2013
4) Butler, J et al：Efficacy and Safety of Spironolactone in Acute Heart Failure：The ATHENA-HF Randomized Clinical Trial. JAMA Cardiol 2：950-958, 2017

心不全

Q28 HFrEF患者の入院急性期からMRAを使用したほうがよいでしょうか？

絹川弘一郎

- 心不全患者の急性増悪期に利尿効果を狙って高用量のMRAを使用することは試みられているが，有効性は確立していない．
- 急性非代償期は特に腎機能低下例が多く，eGFR＜30の場合には慎重な投与が望ましい．
- 急性心筋梗塞のEF低下例では心不全の有無にかかわらず，入院早期からMRAを開始したほうがよい可能性がある．
- 一般のHFrEF患者に対して，急性期にMRAを開始すべきかどうかは今後の検討課題である．

急性心不全治療薬として─利尿効果？ 予後改善効果？

入院早期というのは多くの場合，非代償性心不全の時期であり，うっ血を有する患者が大部分であるため，ミネラルコルチコイド受容体拮抗薬（MRA）を利尿薬として使用するという考え方もありうる．実際，ループ利尿薬の電解質異常を是正するためにもK保持性利尿薬として静注薬であるカンレノ酸カリウムを急性期に併用することは実臨床ではしばしば行われる．もっとも，カンレノ酸についてはほとんどデータがない現状である．

経口のMRAでもスピロノラクトンは100mgを投与すると明らかなNa利尿効果があることが知られており，その点についてはランダム化比較試験が行われた．ATHENA-HF（Aldosterone Targeted NeuroHormonal CombinEd with Natriuresis Therapy in Heart Failure）試験[1]というものであり，駆出率が低下した心不全 heart failure with reduced ejection fraction（HFrEF）患者の急性増悪期にスピロノラクトン100mg/日の投与を入院後24時間以内に開始して96時間以内の安全性と有効性を検討した．高K血症の発現や腎機能悪化という点では問題がなかったが，利尿効果，うっ血指標の改善，脳性ナトリウム利尿ペプチド brain natriuretic peptide（BNP）の低下などにはプラセボと差がなく，有効性には疑問符が付いた結果となった．すなわち，現状では高用量のスピロノラクトンでNa利尿を目指すという方針は確立されていない．急性期のうっ血治療はやはりメインはループ利尿薬やトルバプタンで施行すべきで，低K血症是正や予防などの目的にMRAを補助的に使用するのが望ましいと思われる．

一方，本邦において新規発症の心不全症例〔駆出率 ejection Fraction（EF）は問わない〕に対して入院後72時間以内にエプレレノン25〜50mg/日を開始することが利尿効果とは別に予後改善効果をもたらすか否かについて検討するEARLIER（Early Initiation of Eplerenone Treatment in Patients with Acute Heart Failure）試験[2]が開始されている．

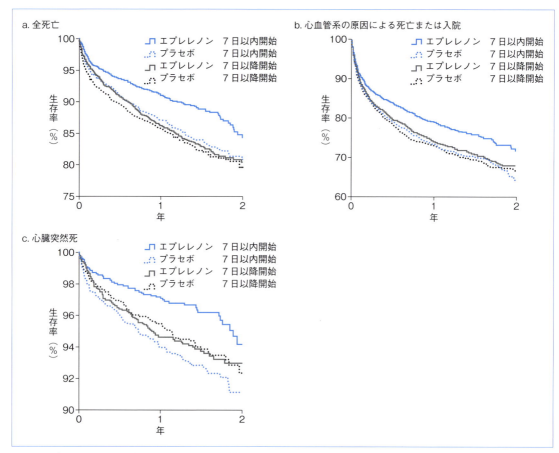

図1 エプレレノンの開始時期別の予後
(文献5)より引用改変)

腎機能低下例では要注意

ATHENA-HF試験やEARLIER試験では推定糸球体濾過量estimated glemerular filtration rate (eGFR) <30の患者は除外されているが,実臨床ではしばしば腎機能障害の著しい症例にも使用されている.特に心不全の急性増悪期には通常よりもさらに腎機能が低下していることも多く,注意が必要である.実際,韓国のレジストリ研究において急性増悪時のeGFRが30未満の症例ではスピロノラクトンによる予後改善効果が乏しいと報告されている[3].

急性心筋梗塞後EF低下例における早期使用

これまで急性心筋梗塞後の患者に対してMRAが予後を改善することも知られてきた.EPHESUS (Eplerenone Post-Acute Myocardial Infarction Heart Failure Efficacy and Survival Study)試験[4]はEF40％以下の心不全症状を有する比較的重症の急性心筋梗塞症例に対して,他のHFrEFに対する標準治療を可及的速やかに施行したのち,エプレレノン25～50mg/日を発症後3～14日以内に開始することをプラセボとランダム化比較した.この試験においてエプレレノンの投与は特に3～7日以内に投与開始したもので有意に長期予後を改善しており(図1)[5],この点についてはMRAの早期開始が望ましいと考えられる.

さらに早い投与開始時期を模索すべく,EF40％以下の(しかしながら心不全症状を有しない)ST上昇型急性心筋梗塞の症例で発症24時間以内のエプ

レノン 25〜50 mg/日の投与をプラセボと比較したREMINDER（Reduction of heart failure morbidity in patients with acute ST-elevation myocardial infarction）試験[6]が行われた．ここではハードエンドポイントに差がつかなかったが，BNP値はプラセボで増加が認められ，MRAの早期開始が有用である可能性が示唆されている．

一方で，EF低下のない，また心不全症状もない軽症の急性心筋梗塞症例に対して発症72時間以内にカンレノ酸カリウムの静注に続いてスピロノラクトン25 mgを投与したALBATROSS（Aldosterone Blockade Early After Acute Myocardial Infarction）試験[7]では，通常治療と予後において全く有意差がなく，EF正常例ではMRAを早期導入する意義が乏しい可能性がある．

新規発症HFrEFに対する早期導入

HFrEFに対してMRAが予後改善効果を有することは明らかであり，本邦の心不全診療ガイドラインでもクラスIに推奨されており，投与すべき薬剤と位置付けられているが，急性心筋梗塞以外の新規発症HFrEF症例一般に対し入院直後からMRAを開始するかどうかについては議論の余地がある．欧州心臓病学会European Society of Cardiology（ESC）のガイドラインの記載ではMRAの投与開始時期について，アンジオテンシン変換酵素（ACE）阻害薬とβ遮断薬を投与してなおEFが低下したままであり，かつ有症状である場合に推奨するということになっている．この点を遵守すると必然的に入院直後からMRAを開始することはほとんど不可能である．しかし，この点について拡大解釈をして3剤同時開始を良しとする意見も多い．

●文献●

1) Butler, J et al：Efficacy and Safety of Spironolactone in Acute Heart Failure：The ATHENA-HF Randomized Clinical Trial. JAMA cardiology 2：950-958, 2017
2) Asakura, M et al：Rationale and Design of the Double-Blind, Randomized, Placebo-Controlled Multicenter Trial on Efficacy of Early Initiation of Eplerenone Treatment in Patients with Acute Heart Failure（EARLIER）. Cardiovascular drugs and therapy 29：179-185, 2015
3) Oh, J et al：Clinical benefit of spironolactone in patients with acute decompensated heart failure and severe renal dysfunction：Data from the Korean Heart Failure Registry. Am heart 169：713-720, 2015
4) Pitt, B et al：Bittman R, Hurley S, Kleiman J and Gatlin M. Eplerenone, a selective aldosterone blocker, in patients with left ventricular dysfunction after myocardial infarction. N Engl J Med 348：1309-1321, 2003
5) Adamopoulos, C et al：Timing of eplerenone initiation and outcomes in patients with heart failure after acute myocardial infarction complicated by left ventricular systolic dysfunction：insights from the EPHESUS trial. Eur J Heart Fail 11：1099-1105, 2009
6) Montalescot, G et al：Early eplerenone treatment in patients with acute ST-elevation myocardial infarction without heart failure：the Randomized Double-Blind Reminder Study. Eur Heart J 35：2295-2302, 2014
7) Beygui, F et al：Early Aldosterone Blockade in Acute Myocardial Infarction：The ALBATROSS Randomized Clinical Trial. J Am Coll Cardiol 67：1917-1927, 2016

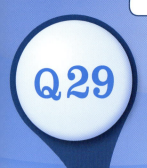

心不全

Q29 HFrEF 患者に MRA を用いる場合に徐々に増量したほうがよいでしょうか？

織原良行・増山 理

- MRA 投与により血清 K や腎機能障害などの副作用が出やすいため，徐々に増加し，投与前の電解質と腎機能の確認，投与後の定期的な電解質と腎機能の確認が望まれる．

はじめに

2016 年の欧州心臓病学会（ESC）ガイドラインでは，アンジオテンシン変換酵素（ACE）阻害薬およびβ遮断薬を用いた治療にもかかわらず，症候性の駆出率が低下した心不全 heart failure with reduced ejection fraction（HFrEF）患者に対してミネラルコルチコイド受容体拮抗薬（MRA）の投与は Class I で推奨され，再入院や死亡を減少すると報告されている．日本のガイドラインにおいても，左室駆出率（LVEF）低下例では，禁忌がない限り投与が推奨されている．心不全に対する標準治療として ACE 阻害薬を用いると，レニン・アンジオテンシン系 renin-angiotensin system 活性が抑制されるものの，その下流から産生されるアルドステロンの増加（アルドステロンブレークスルー）を来すといわれており，そこにアルドステロン拮抗薬を追加投与することで，さらなる予後改善が期待できる．しかし，MRA はその作用機序から，血清 K 値の上昇と腎機能の悪化を来す可能性がある．心不全患者では，K 値の著明な上昇により心室頻拍や心室細動などの致死的不整脈を来す．心不全症例に対する MRA の導入・増量においては，明確なエビデンスはないが，標準治療薬である ACE 阻害薬やアンジオテンシン II 受容

表 1 MRA の titration が推奨される症例

高 K 血症
腎機能低下
ACE 阻害薬 /ARB 内服
体血圧低値
高齢者

体拮抗薬（ARB）が投与されていることが多く，高 K などの電解質異常を来すことがあることに留意する必要がある．

ここで表 1 に MRA の titration が推奨される症例を示す．前述の通り，高 K 血症や腎機能低下，ACE 阻害薬や ARB 内服中の患者だけではなく，MRA 内服により血圧低下の作用もあるため，体血圧が低い症例では注意が必要である．また，高齢者では，MRA 内服に伴い，高 K 血症や腎機能の低下を認める可能性が高いため，特に慎重な投与が必要である．

MRA に対する臨床試験

これまでの臨床試験のプロトコルから，MRA の titration とその安全性について検討する．LVEF 35％以下の心不全患者に標準治療に加えてスピロ

ノラクトンを追加投与することで全死亡の改善が得られるかを検討したRALES（randomized aldactone evalution study）試験では，スピロノラクトンを1日25 mgから内服開始し，8週間後に忍容性を確認して，50 mgに増量を行う試験デザインとなっている[1]．心臓死や心不全悪化による再入院は，プラセボ群と比較してスピロノラクトン群では全死亡に加えて有意に減量している．本試験の副作用報告として高K血症があげられているが，両群間で有意差は認めなかった．また，エプレレノンについても同様の試験が報告されている．

EMPHASIS-HF（Eplerenone in Mild Patients Hospitalization and Survival Study in Heart Failure）研究はNYHA心機能分類II度以上の有症状の心不全患者（LVEF35％以下）に対してのエプレレノンの有用性を検討した試験である．エプレレノン25 mgから投与を開始し，最大容量50 mgまで増量する群とプラセボ群を比較したところ，心血管死や心不全による入院のリスクが37％減少することが示された[2]．この試験でも治験薬の中止が必要な高K血症の頻度は1.1％であり，その頻度はプラセボ群と有意差は認めなかったと報告されている．

MRAのtitration方法とその注意点

図1に筆者らが考えるMRAの増量の基準を示す．上記の試験プロトコルと同様に，導入前に腎機能や電解質の確認を行う．その後，腎機能にしたがい低

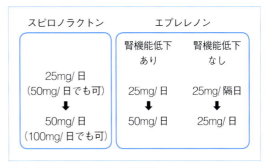

図1　MRAのtitrationの基準

用量から開始し，電解質および腎機能を定期的に評価することで安全に増量することが可能となる．HFrEF患者は，ACE阻害薬/ARB内服中や腎障害，高齢者が多く，MRAの服用により，血清K値や腎機能障害を来しやすい患者群と考えられる．上記試験では低用量から投与を開始し，定期的に電解質（主に血清K値）や腎機能を評価し，忍容性を確認したうえで，最大容量まで増量を行っている．電解質（主に血清K値）や腎機能を確認しつつtitrationを行うことで，安全にMRAの導入が可能となり，心機能や予後の改善を来すと考えられる．

●● 文献 ●●

1) Pitt, B et al : The effect of spironolactone on morbidity and mortality in patients with severe heart failure. Randomized Aldactone Evaluation Study Investigators. N Engl J Med 341 : 709-717, 1999
2) Zannad, F et al : Eplerenone in patients with systolic heart failure and mild symptoms. N Engl J Med 364 : 11-21, 2011

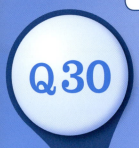

Q30 心不全

ガイドラインではNYHA Ⅱ度からMRAが推奨されていますが，NYHA Ⅰ度の患者には使用すべきでしょうか？

安斉俊久

- MRAには心筋線維化抑制作用，抗不整脈作用などもあり，無症候性の左室収縮機能障害に対しても左室リモデリングを改善し，予後を改善する可能性がある．
- ただし，無症候性の心不全に対するエビデンスは少数例のものに限られており，現時点では推奨されない．
- 心不全が重症な症例ほど，MRAの効果は大きい可能性があり，NYHA心機能分類Ⅰ度の症例では，MRAの効果が期待しにくい．

MRAの効果

図1に示すように，アルドステロンは心血管系局所で産生され，心筋肥大・線維化，血管内皮機能障害，血管傷害・線維化などをもたらすと同時に全身性に作用して，K・Mg喪失，交感神経活性化，Na再吸収・水分貯留，血栓形成性の上昇などをもたらし，心不全の悪化，上室性ならびに心室性不整脈，血圧上昇，腎機能障害，虚血イベントなどのリスクも増大し，これらがお互いに相乗的に作用することで，病態を悪化させると考えられている．したがって，ミネラルコルチコイド受容体拮抗薬（MRA）の投与は左室リモデリングとともに突然死を抑制し，腎臓をはじめとした全身の臓器保護効果をもたらすことで，予後を改善する可能性が考えられる．

しかしながら，これまでにMRAの有効性が示された大規模臨床試験は，有症候性の左室駆出率（LVEF）の低下した心不全 heart failure with reduced ejection fraction（HFrEF）もしくは心筋梗塞後心不全の症例を対象にしたものであり，無症候性の心不全を対象にした研究は小規模なものにとどまっている．したがって，論理的には無症候性であってもMRAの有効性が期待されるものの，「急性・慢性心不全診療ガイドライン」で推奨されるには至っていない．

無症候性あるいは軽症HFrEFに対するMRA研究

VizzardiらはLVEF 40％未満の心不全の重症度分類NYHA心機能分類Ⅰ～Ⅱ度の130例に対して，スピロノラクトン投与群とプラセボ群に無作為に分け，心血管イベント（心血管死ならびに心血管系疾患による入院）に及ぼす効果を検討した．その結果，スピロノラクトンの使用は，心血管イベントを有意に軽減し，LVEF，血清クレアチニンとともに心血管イベントを抑制する有意な独立した規定因子であった．また，心血管系疾患による入院に関しては，スピロノラクトンの使用と血清クレアチニンのみが有意な規定因子とされた[1]．

しかしながら，この研究はNYHA心機能分類Ⅱ度の症例も含んでいるうえに，小規模なものであり，MRAに伴う有害事象の影響を含めた解析には不十分と考えられる．

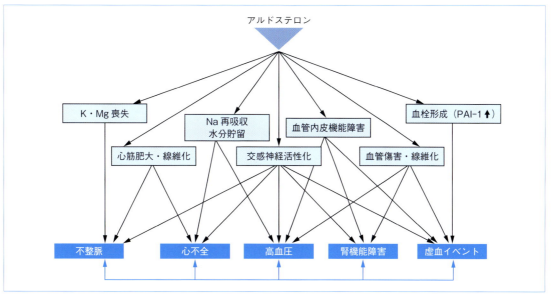

図1 アルドステロンの心血管系への影響
PAI-1：plasminogen activator inhibitor-1

心不全重症度とMRAの効果

EMPHASIS-HF（Eplerenone in Mild Patients Hospitalization and Survival Study in Heart Failure）研究では，LVEF35％以下かつNYHA心機能分類Ⅱ度の心不全を対象にMRA（エプレレノン）の心血管イベント（心血管死あるいは心不全入院）抑制効果が示されたが[2]，その後，重症度別にMRAの効果を検証するサブ解析の結果が報告された．独立した予後規定因子である年齢，性別，収縮期血圧，推定糸球体濾過率，糖尿病，肥満指数body mass index（BMI），ヘモグロビン，心不全入院の既往，心筋梗塞あるいはバイパス術の既往，心拍数の各因子を合わせてリスク層別化し，低リスク，中等度リスク，高リスク群のそれぞれにおいて，MRAの効果が検証された．その結果，いずれの群においてもMRAは1次エンドポイントを有意に抑制した．しかしながら，高リスク群のハザード比が0.63であったのに対して，低リスク群のハザード比は0.74程度であり，高リスク群でより有効性が高いことが示された．また，心不全再入院に対する抑制効果は，高リスク，中等度リスクで有意であったのに対して，低リスクでは有意とならなかった[3]．

リスクのより低いNYHA心機能分類Ⅰ度の症例においては，MRAの臨床予後に及ぼす効果が比較的低いことが予想され，MRAによる腎機能悪化や高K血症の出現など負の側面を凌駕するかどうかは不明である．今後，これらの副作用が少ないと言われる非ステロイド骨格MRAが使用可能になれば，適応は拡大される可能性も考えられる．

●● 文献 ●●

1) Vizzardi, E et al：Effects of spironolactone on long-term mortality and morbidity in patients with heart failure and mild or no symptoms. Am J Med Sci 347：271-276, 2014
2) Zannad, F et al：Eplerenone in patients with systolic heart failure and mild symptoms. N Engl J Med 364：11-21, 2011
3) Collier, TJ et al：The impact of eplerenone at different levels of risk in patients with systolic heart failure and mild symptoms：insight from a novel risk score for prognosis derived from the EMPHASIS-HF trial. Eur Heart J 34：2823-2829, 2013

心不全

Q31 超重症のHFrEF患者にもMRAは使うべきでしょうか？

彦惣俊吾・坂田泰史

A
- 超重症心不全患者においてアルドステロンの作用をブロックすることは特に重要であり，可能な限りMRAの投与を継続することが望ましい．
- VAD装着中の心臓移植待機患者においても，自己心機能の維持，リバースリモデリングを期待して，MRAを投与することが望ましい．
- ただし，低心拍出量に伴う腎機能低下やそれに伴う高K血症が発生しやすく，より慎重なモニタリングが必要である．

超重症HFrEFにおけるMRAの位置づけ

日本循環器学会の「急性・慢性心不全診療ガイドライン」[1]のステージDに該当する治療抵抗性の心不全患者に対しては，通常治療法でのリバースリモデリングによる心機能改善の見込みが薄く，さらなる心筋傷害を回避し残存心機能を温存すること，また心不全による再入院を防ぐことが重要である．アルドステロンは，腎臓では遠位尿細管におけるNa$^+$と水の再吸収およびK$^+$排泄の増加を来し，心臓では心筋細胞肥大，細胞死，間質線維化を促進することにより，心不全の病態進展に関与している[2]．これらをスピロノラクトンもしくはエプレレノンなどのミネラルコルチコイド受容体拮抗薬(MRA)で阻害することは，ステージCの心不全における標準治療として確立されており，ステージDの重症心不全にとっても有用であることが見込まれる．

ステージDでは，心臓移植も念頭においた治療管理を検討する必要があるが，まずはガイドラインに則った標準的治療が最大限に行われていることが必要である．アンジオテンシン変換酵素(ACE)阻害薬やβ遮断薬は約80〜90％の症例で投与されているがMRAは50〜60％と処方率が低いことが報告されており，投与されていない場合には，その経緯，理由をさまざまな観点から検討し，可能な限り導入を試みる．

標準的治療の最適化でもうっ血が取れず臓器障害が進行する治療抵抗性の超重症心不全患者に対しては，カテコラミン，phosphodiesteraseⅢ(PDE3)阻害薬などの強心薬の静脈内持続投与，ジギタリス，ピモベンダンなどの経口強心薬の導入などによる心拍出量の増加，バゾプレッシン受容体拮抗薬によるうっ血解除により，臓器障害進行の抑制を図る．そして，心臓移植の適応を慎重に判断したうえで，心臓移植適応ありと判断された場合には，強心薬の持続投与もしくは補助人工心臓ventricular assist device(VAD)装着を行ったうえで移植待機に入り，心臓移植を受けることになる．この間も，ACE阻害薬，β遮断薬，MRAによる標準的治療は可能な限り継続されるべきである．MRAによるKを保持しながらの緩徐なNa利尿効果やアルドステロンによる中長期的な心臓，腎臓の機能低下を抑制することは，重症心不全の病態改善に有用である．

また，VAD装着中の患者では自己心機能温存の

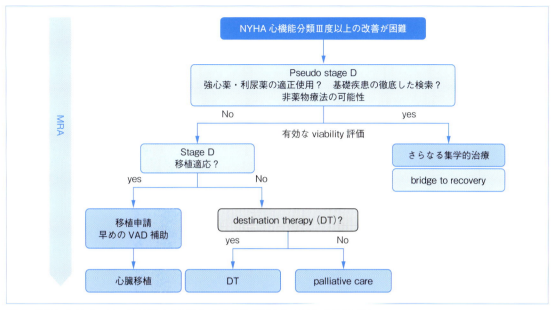

図1 当院におけるステージD重症心不全に対する治療戦略とMRAの位置づけ

必要性が低いように思われがちであるが，本邦ではドナー不足により現在の平均移植待機日数が1,000日を超えていること，その間の脳合併症や感染などのVAD関連合併症の発生率が高いことを考えると，自己心機能温存，さらにはリバースリモデリング促進によるVAD離脱が望ましく，アルドステロン作用を抑制することはVAD未装着患者と同様に重要である．急激な心不全増悪により心原性ショックに陥った，いわゆるcrash症例に対しては，まずは血行動態の維持を最優先として一時的にMRAを含む標準的治療を中止することはあるが，その場合も，血行動態の安定後に可能な限り再開すべきである．

上記をまとめた，当院におけるステージD重症心不全に対する基本的な方針を図1に示す．

MRAを使用すべき理由

これらの治療抵抗性の超重症心不全患者に対してMRAを継続投与すべきかどうかに関して，直接的に検討した大規模臨床試験のエビデンスはないが，以下のような知見がある．

アルドステロンは，前述の通り，水とNa^+の貯留，K^+の排泄により体液量増加と低K血症を招く[2]．しかも心不全では，ACE阻害薬を投与下であってもエスケープ現象によってアルドステロン血中濃度が上昇しており，さらにその上昇程度は重症心不全でより顕著である[3]．また，強心薬であるカテコラミン自体もアルドステロン産生増加作用を有していること，うっ血による肝機能低下によりアルドステロンクリアランスが低下することも，重症心不全におけるアルドステロン過剰を助長する．そのため重症心不全においてこそ，MRAの投与が重要であると考えられる．臨床的なデータとしては，直接的なエビデンスではないが，NYHA心機能分類Ⅲ，Ⅳ度を対象としたRALES（Randomized Aldactone Evaluation Study）試験では，NYHA Ⅳ度の症例が約3割含まれており，サブグループ解析においてNYHA Ⅳ度の患者にもアルドステロンは有効であることが示されている．また，VAD装着患者において，MRAを含む心不全標準治療薬を投与した群としなかった群を比較した検討では，VAD植え込み6ヵ月後のリバースリモデリングが投与群でより顕著であったことが報告されており，重症心不全におけるMRA投与を支持するエビデンスの1つであ

ると考えられる[4]．

まとめ

以上より，直接的なエビデンスは乏しいものの，超重症心不全患者おいても MRA 投与は重要であり，可能な限り投与することを検討すべきであると考えられる．

なお使用に際しては，重症心不全では心拍出量低下が著明であり，腎機能低下を多くの症例で合併していることから，腎機能のさらなる悪化や高 K 血症の増悪を容易に招くため，より慎重なモニタリングが必要である．

•● 文献 ●•

1) 日本循環器学会 / 日本心不全学会：急性・慢性心不全診療ガイドライン（2017 年改訂版）．http://www.j-circ.or.jp/guideline/pdf/JCS2017_tsutsui_h.pdf（2018 年 9 月閲覧）
2) Butler, J et al：Update on Aldosterone Antagonists Use in Heart Failure With Reduced Left Ventricular Ejection Fraction Heart Failure Society of America Guidelines Committee. J Card Fail 18：265-281, 2012
3) Swedberg, K et al：Effects of enalapril and neuroendocrine activation on prognosis in severe congestive heart failure (follow-up of the CONSENSUS trial). CONSENSUS Trial Study Group. Am J Cardiol 66：40D-44D, 1990
4) Catino, AB et al：Clinical and histopathological effects of heart failure drug therapy in advanced heart failure patients on chronic mechanical circulatory support. Eur J Heart Fail 20：164-174, 2018

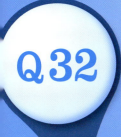

心不全

Q32 MRA は HFrEF 患者の突然死を減少させると聞きました．そのエビデンスと機序を教えてください

内海仁志・矢野雅文

- RALES 試験，EPHESUS 試験などで，MRA が HFrEF 患者の心臓突然死を減少させた．
- MRA がアルドステロンの心肥大・線維化・催不整脈作用を抑制することによって，HFrEF 患者の心臓突然死を減少させた機序が考えられる．

HFrEF 患者における MRA の大規模臨床試験

1. RALES（Randomized Aldactone Evaluation Study）試験

NYHA 心機能分類 III/IV 度，LVEF≦35％の駆出率が低下した心不全 heart failure with reduced ejection fraction（HFrEF）患者 1,663 人を対象にアンジオテンシン変換酵素（ACE）阻害薬，利尿薬など標準的心不全治療にスピロノラクトンを無作為割り付けした．スピロノラクトンが総死亡を減少させ（相対死亡リスク 0.70，P＜0.001，図 1），心臓突然死も減少させた（相対死亡リスク 0.71，P＝0.02）[1]．

2. EPHESUS（Eplerenone Post-AMI Heart Failure Efficacy and Survival Study）試験

HFrEF を伴った LVEF≦40％の急性心筋梗塞発症 3～14 日後の患者 6,632 人を対象とし，ACE 阻害薬／アンジオテンシン II 受容体拮抗薬（ARB），β遮断薬，利尿薬，冠動脈再灌流療法などの標準的内科治療にエプレレノンを無作為割り付けした．エプレレノンが総死亡を減少させ（相対死亡リスク 0.85，P＝0.008），心臓突然死も減少させた（相対死亡リスク 0.79，P＝0.03，図 2）[2]．

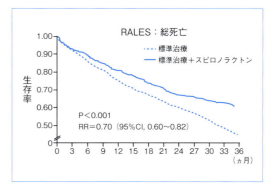

図 1　RALES 試験
RR：relative risk 相対リスク，CI：confidence interval 信頼区間
（文献 1）より引用改変）

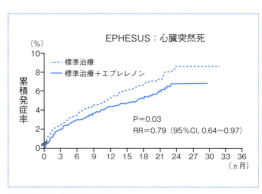

図 2　EPHESUS 試験
（文献 2）より引用改変）

MRA が突然死を減少させる機序

1. MRA がアルドステロンの心肥大・線維化を抑制する

ミネラルコルチコイド受容体拮抗薬(MRA)がアルドステロンの血圧に依存しない心筋肥大[3]・心筋線維化作用[4]を抑制する．また，線維化に伴い心筋組織の電気生理学的統合性が障害され，不整脈の誘因となる．

2. アルドステロンの催不整脈作用

アルドステロンは，アンジオテンシンⅡとは独立してMg・K喪失や交感神経を活性化して心室性不整脈を引き起こす．また，腎臓のみならず，心臓にもミネラルコルチコイド受容体(MR)は存在し，アルドステロンは，心筋筋小胞体のCa^{2+}放出チャネルである心筋型リアノジン受容体の機能不全による拡張期Ca^{2+}リークを生じ，Na^+/Ca^{2+}交換体を介する内向き電流を活性化し，遅延後脱分極を生じ致死性不整脈を誘発する[5]．

●文献●

1) Pitt, B et al : The effect of spironolactone on morbidity and mortality in patients with severe heart failure. Randomized aldactone evaluation study investigators. N Engl J Med 341 : 709-717, 1999
2) Pitt, B et al : Eplerenone, a selective aldosterone blocker, in patients with left ventricular dysfunction after myocardial infarction. N Engl J Med 348 : 2271, 2003
3) Yamamuro, M et al : Direct effects of aldosterone on cardiomyocytes in the presence of normal and elevated extracellular sodium. Endocrinology 147 : 1314-1321, 2006
4) Urabe, A et al : Effects of eplerenone and salt intake on left ventricular remodeling after myocardial infarction in rats. Hypertens Res 29 : 627-634, 2006
5) Gomez, AM et al : Mineralocorticoid modulation of cardiac ryanodine receptor activity is associated with downregulation of FK506-binding proteins. Circulation 119 : 2179-2187, 2009

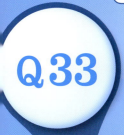

心不全

Q33 MRAの多施設共同試験を解説する(HFpEF): TOPCAT試験

河野浩章・前村浩二

- MRAの左室駆出率が保持された心不全への有効性は不明であった．
- TOPCAT試験では，スピロノラクトンが心不全入院を有意に低下させた．
- しかし，心血管死，蘇生できた心停止，不全入院の複合エンドポイントの低下はなかった．

TOPCAT試験の概要

　さまざまな研究により，心不全症例の約30～60％では左室駆出率が保持されていることが明らかとなった．このような心不全は左室拡張機能障害に起因するため，駆出率が低下した心不全 heart failure with reduced ejection fraction (HFrEF) に対して，駆出率が保たれた心不全 heart failure with reduced ejection fraction (HFpEF) と呼ばれる．予後はHFrEFと同様に不良であるが，治療に関しては，標準心不全治療薬であるアンジオテンシン変換酵素(ACE)阻害薬，アンジオテンシンⅡ受容体拮抗薬(ARB)やβ遮断薬などで研究がなされたものの，HFrEFと異なり予後改善効果を示さなかった．ミネラルコルチコイド受容体拮抗薬(MRA)は，HFrEFや心不全と左室機能障害を合併した心筋梗塞患者の予後を改善することが示されているが，HFpEFに対する有効性は明らかでなかった．TOPCAT (Treatment of Preserved Cardiac Function Heart Failure with an Aldosterone Antagonist)[1]はMRAであるスピロノラクトンのHFpEFに対する有効性についての試験である．

試験デザイン

　無作為化二重盲検試験の多施設(米国，カナダ，ブラジル，アルゼンチン，ロシア，グルジア共和国の233施設)研究である．対象は，50歳以上，症候性心不全，駆出率 ejection fraction (EF) ≧45％，収縮期血圧 systolic blood pressure (SBP) <140mmHg (降圧薬を3剤以上投与例は≦160mmHg)，血清K値<5.0mmol/L，12カ月以内の心不全管理のための入院歴，60日以内の脳性ナトリウム利尿ペプチド brain natriuretic peptide (BNP) ≧100pg/mL または NT-proBNP≧360pg/mL とし，除外基準は重度の腎機能障害などであった．これらの症例を，スピロノラクトン(15～45mg/日)群とプラセボ群に割り付けた．スピロノラクトン群は15mg/日より開始し，4カ月間で45mg/日まで増量，その後は必要に応じて用量を調節した．その他の心不全・併存疾患治療薬の投与は継続した．評価項目については，1次エンドポイントは，心血管死，蘇生できた心停止，慢性心不全管理のための入院の複合エンドポイントで，その他として，副次エンドポイントとしての全死亡，全入院，心筋梗塞と脳卒中や，高K血症，低K血症，

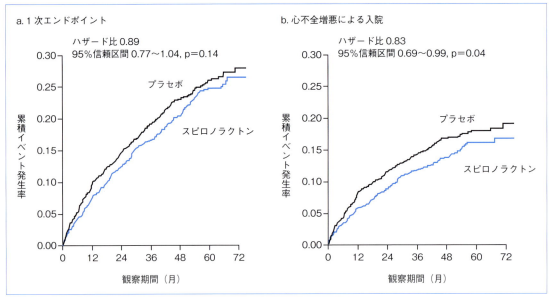

図1 TOPCAT試験のカプランマイヤー曲線
(文献1)より引用改変)

腎機能低下が含まれていた.

結果

症例は3,445例で,年齢68.7歳,EF 56%,血圧130/80mmHg,心拍数68拍/分,BMI 31 kg/m^2,血清K値4.3mmol/L,女性(スピロノラクトン群51.6%,プラセボ群51.5%),白人(88.6%,89.2%),NYHA心機能分類(Ⅱ度:63.3%,64.1%;Ⅲ度:33.0%,32.1%),BNP(236pg/mL,235pg/mL,NT-proBNP(887pg/mL,1,017pg/mL;p=0.04),血清クレアチニン(1.0mg/dL,1.1mg/dL),eGFR(65.3 mL/分/1.73m^2,65.5mL/分/1.73m^2),ヘモグロビン(13.2g/dL,13.3g/dL).(%を除き,数値はすべて中央値)

12ヵ月以内の心不全管理のための入院(全例の71.5%),60日以内のBNP≧100pg/mLまたはNT-proBNP≧360pg/mL(28.5%).平均追跡期間は3.3年で,死亡以外の理由による脱落はスピロノラクトン群160例(9.3%),プラセボ群151例(8.8%).試験治療中止はそれぞれ590例(34.3%),541例(31.4%).8ヵ月後のスピロノラクトン平均投与量は25mg/日であった.

1. 1次エンドポイント

スピロノラクトン群320例(18.6%),プラセボ群351例(20.4%)で,有意な両群間差は示されなかった(5.9 vs 6.6イベント/100人・年:ハザード比0.89;95%信頼区間0.77～1.04,p=0.14)(図1a)[1]).

心不全による入院はスピロノラクトン群が有意に低かったが(12.0% vs 14.2%:ハザード比0.83;95%信頼区間0.69～0.99,p=0.04)(図1b)[1],心血管死(9.3% vs 10.2%),蘇生できた心停止(0.2% vs 0.3%)は両群で同等であった.

2. 副次エンドポイント

全死亡(14.6% vs 15.9%),全入院(44.5% vs 46.0%),心筋梗塞(3.8% vs 3.7%),脳卒中(3.3% vs 3.5%)に有意な両群間差は認められなかった.

3. 有害事象

重篤な有害事象(2,395件 vs 2,387件)に両群間差はなかったが,スピロノラクトン群は高K血症が多く(≧5.5mmol/L:18.7% vs 9.1%),低

K血症（＜3.5mmol/L：16.2％ vs 22.9％）が少なかった．また，スピロノラクトン群では，血清クレアチニン creatinine（Cr）値が正常上限を超えて上昇することが多かったが，血清 Cr 値が 3.0mg/dL 以上または透析になった症例の比率は両群間で有意差はなかった．本試験介入後の収縮期血圧は，スピロノラクトン群で有意に低く，乳房痛や女性化乳房は有意に多かった．

4．結論

HFpEF において，スピロノラクトンにより一次エンドポイントである心血管死亡，蘇生された心停止，心不全治療のための入院の複合エンドポイントに有意な低下は認められなかった．

まとめ

最近，TOPCAT試験を含む12の研究（4,408症例）のメタ解析でも，MRA が心不全入院を減少させたが，全死亡や心血管死では効果がなかったと報告された[2]．TOPCAT試験での1次エンドポイントの中で最も高頻度に発生したイベントである心不全増悪による入院リスクが，スピロノラクトンによって抑制されたことは重要であるかもしれない．しかし，HFpEF の病態は多様であり，心房細動，高血圧，冠動脈疾患，肺高血圧や心血管病以外の糖尿病，慢性腎臓病，貧血，慢性閉塞性肺疾患や肥満といったさまざまな病態と関連していることが，有効な治療を確立できない理由であるとも言われている[3,4]．このため，今後，これらを踏まえた新たな研究が待たれる．

●● 文献 ●●

1) Pitt, B et al：Spironolactone for heart failure with preserved ejection fraction. N Engl J Med 370：1383-1392, 2014
2) Martin, N et al：Beta-blockers and inhibitors of the renin-angiotensin aldosterone system for chronic heart failure with preserved ejection fraction. Cochrane Database Syst Rev 6：CD012721, 2018
3) Senni, M et al：New strategies for heart failure with preserved ejection fraction：the importance of targeted therapies for heart failure phenotypes. Eur Heart J 35：2797-2815, 2014
4) Ferrari, R et al：Heart failure with preserved ejection fraction：uncertainties and dilemmas. Eur J Heart Fail 17：665-671, 2015

心不全

Q34 HFpEF 患者には MRA は無効なのでしょうか？ 軽症例に使用するメリットはあるでしょうか？

山本一博

A
- 有効か無効かは，効果を評価する"物差し"で決まる．
- 死亡率低下を得られるか否かを評価の基準とするなら無効である．
- 入院率低下，QOL 改善を評価の基準とするなら有効である．
- 軽症例のほうが効果は大であると考えられる．

HFpEF に対する治療効果の評価基準は死亡率低下か？ QOL 改善か？ それが問題だ

　これまでにエビデンスとして扱われている駆出率が低下した心不全 heart failure with reduced ejection fraction（HFrEF）患者を対象とした介入研究では，効果判定基準に全死亡あるいは心血管死といったハードエンドポイントが必ず含まれていた（表1）．その結果，いずれの介入においても1次エンドポイント発生率を有意に低下させることができず，HFpEF に有効な治療法はないという現在のコンセンサスに至っている．しかしながらこの評価基準は，HFpEF に対する社会のニーズに合った治療法を探し出すという目的に合致しているのだろうか？ 高齢患者の多い HFpEF の診療では，死亡率低下以上に身体活動度の改善，あるいは身体活動度低下に結びつく心不全入院を回避するほうが重要であり，患者や家族はそちらを望んでいるのではないだろうか？ この点はアメリカ食品医薬品局 Food and Drug Administration（FDA）においても指摘されており[1]，quality of life（QOL）などは評価が曖昧なので介入研究のエンドポイントとしては適さないとして，評価が明確な死亡をエンドポイントに入れることを単に求めるなら，これは診療のための研究ではなく，研究のための研究ではないだろうか？

HFpEF における MRA の効果をどのように考えるか？

　TOPCAT（Treatment of Preserved Cardiac Function Heart Failure with an Aldosterone Antagonist）試験では心血管死を含む1次エンドポイントで評価するとミネラルコルチコイド受容体拮抗薬（MRA）であるスピロノラクトンは HFpEF に対して有効ではないという結論になるが[2]，患者のQOL 低下に強く関与する心不全入院を評価項目とすると MRA は有意に低下させていたことから，QOL 改善という視点から評価すると MRA はHFpEF に有効であると言える．筆者らの動物実験でも，MRA であるエプレレノンは左室線維化抑制，左室拡張機能障害の軽減を通じて左室拡張末期圧上昇を阻止している（図1）[3]．このような結果はHFpEF 患者において MRA が心不全入院の軽減，QOL 改善に有用であることを裏付けるものである．

HFpEF のステージで MRA の効果は異なるのか？

　TOPCAT のサブ解析において登録時の血中脳性ナトリウム利尿ペプチド brain natriuretic peptide（BNP）/N Terminal（NT）-proBNP 値で対象患者を

表1 HFpEFには有効な治療法がないと結論付ける根拠とされる主な介入研究名，研究対象薬剤，1次エンドポイント

介入研究名	薬剤	1次エンドポイント
PEP-CHF	ACE阻害薬	全死亡ないし心不全入院
CHARM-Preserved	ARB	心血管死ないし心不全入院
I-Preserve	ARB	全死亡ないし心血管系の原因による入院
TOPCAT	MRA	心血管死，心拍再開した心停止ないし心不全入院
J-DHF	β遮断薬	心血管死ないし心不全入院
DIG ancillary	ジギタリス	心不全死ないし心不全入院

PEP-CHF：Perindopril in Elderly People with Chronic Heart Failure, CHARM：Candesartan in Heart Failure-Assessment of Reduction in Mortality and Morbidity, I-Preserve：Irbesartan in Heart Failure with Preserved Ejection Fraction, TOPCAT：Treatment of Preserved Cardiac Function Heart Failure with an Aldosterone Antagonist, J-DHF：Japanese Diastolic Heart Failure Study, DIG：Digitalis Investigation Group, ACE：angiotensin converting enzyme アンジオテンシン変換酵素, ARB：angiotensinⅡ receptor blocker アンジオテンシンⅡ受容体拮抗薬

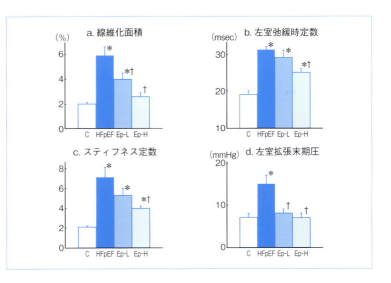

図1 コントロールラット(C)，無治療のHFpEFモデルラット(HFpEF)，HFpEFラットに代償性肥大期からエプレレノン12.5mg/kg/日(Ep-L)あるいは40mg/kg/日(Ep-H)を投与した計4群での比較．

エプレレノンは左室線維化を抑制し(a)，左室弛緩を改善し(b)，スティフネス定数の上昇を軽減し(c)，左室拡張末期圧上昇を抑制している(d).
＊p＜0.05 vs C, †p＜0.05 vs HFpEF

(文献3)より作図)

3群に分けると，最もBNP/NT-proBNP値が低い群では，明らかにMRA投与が有用であった[4]．一方，BNP/NT-proBNPが登録時から高い群ではMRAの有効性は見出されなかった．BNP/NT-proBNPは心不全重症度を反映する指標としてコンセンサスが得られていることを考えると，この結果はHFpEFが軽症のうちにMRAを開始すると効果的であり，一方で病期が進行してからのMRA投与開始はあまり有効ではない，という結論に結びつくと考えられる．

TOPCATの結果をいろいろな角度から解析すると，MRA投与により恩恵を受ける患者群，MRAに期待される効果が見えてくる．

•● 文献 ●•

1) Butler, J et al：Exploring New Endpoints for Patients With Heart Failure With Preserved Ejection Fraction. Circ Heart Fail 9：e003358, 2016
2) Pitt, B et al：Spironolactone for heart failure with preserved ejection fraction. N Engl J Med 370：1383-1392, 2014
3) Ohtani, T et al：Elevated cardiac tissue level of aldosterone and mineralocorticoid receptor in diastolic heart failure：Beneficial effects of mineralocorticoid receptor blocker. Am J Physiol Regul Integr Comp Physiol 292：R946-954, 2007
4) Anand, IS et al：Interaction Between Spironolactone and Natriuretic Peptides in Patients With Heart Failure and Preserved Ejection Fraction：From the TOPCAT Trial. JACC Heart Fail 5：241-252, 2017

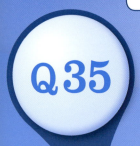

心不全

Q35 MRAの多施設共同試験を解説する（心筋梗塞）：EPHESUS試験

澤村昭典・室原豊明

- EPHESUS試験は，急性心筋梗塞後の心不全に対するエプレレノンの有効性を見た研究である．
- エプレレノンの生命予後改善効果が証明され，心不全に対する標準治療薬としての位置付けが明確になった．

EPHESUS試験が行われた背景

EPHESUS（Eplerenone Post-Acute Myocardial Infarction Heart Failure Efficacy and Survival Study）試験が開始された1999年は，RALES（Randomized Aldactone Evaluation Study）試験[1]が発表された年であった．この試験により，ミネラルコルチコイド受容体拮抗薬（MRA）であるスピロノラクトンが，慢性心不全の予後を改善することが証明された．しかし，当時すでに心不全の標準治療薬と考えられていたアンジオテンシン変換酵素（ACE）阻害薬とβ遮断薬の2剤が十分に導入されたうえで，MRAを追加投与することが，さらなる予後改善効果をもたらすかは証明されなかった．また，スピロノラクトンには抗アンドロゲン作用に基づく副作用（女性化乳房など）が多いことも問題であった．

そのためEPHESUS試験では，ミネラルコルチコイド受容体（MR）選択性が高いMRAであるエプレレノンが用いられた．急性心筋梗塞後の左室駆出率の低下した心不全 heart failure with reduced ejection fraction（HFrEF，図1*「心不全の定義」を参照）を対象に，ACE阻害薬，β遮断薬にエプレレノンを追加投与することが，さらなる予後改善に寄与するか，また，女性化乳房などの副作用も低減できるかが注目された．

試験の概要

対象患者は，急性心筋梗塞 acute myocardial infarction（AMI）後，左室駆出率40％以下*の患者とされ，エプレレノンのプラセボ対照2重盲検試験として行われた．血清クレアチニン値高値（＞2.5mg/dL）や，高K血症（＞5.0mmol/L）は除外され，6,642例がプラセボ群とエプレレノン群に割り付けられた．対象薬剤であるエプレレノン（投与量25～50mg/日，平均42.6mg/日）は，AMI後14日以内という，比較的早期に開始された．

結果として，エプレレノン群はプラセボ群と比べ，総死亡（15％），心血管イベントによる再入院/死亡（13％），および心臓突然死（21％）を減少することが示された．その詳細を見ると，心臓突然死や心不全による再入院といったイベントの抑制効果のインパクトが大きく，一方でRALES試験と同様にAMIによる再入院/死亡の抑制効果は証明されなかった（糖尿病患者ではこの限りではない*）．

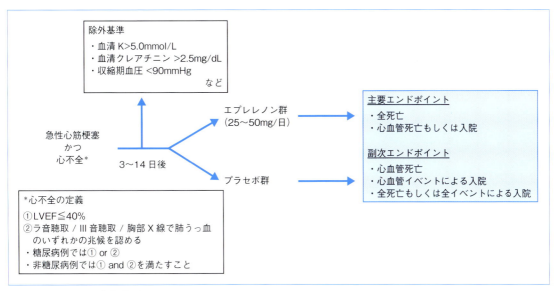

図1 EPHESUS試験プロトコール

心不全治療薬の2nd lineとしてのMRA

上述の通り，EPHESUS試験ではACE阻害薬やβ遮断薬に，エプレレノンを追加投与することが，生命予後を改善するかが検討された．実際，ACE阻害薬，β遮断薬はそれぞれ86％，75％の患者に導入されていたが，サブグループ解析においてエプレレノンが生命予後を改善したのは，このACE阻害薬，β遮断薬の両剤が使用されている群のみであった．これらの結果から，ガイドライン[2,3]でも，MRAの単独投与に関しては言及がない点は注意する必要がある．

エプレレノンの安全性

エプレレノンの安全性に関して，高K血症発現率はプラセボ群に比べ，エプレレノン群で有意に高かった．ベースラインのクレアチニン・クリアランスが50mL/分未満の群に限定すると，エプレレノン投与によって10.1％の症例で6.0mmol/L以上の高K血症が発現していた．一方で，男性における女性化乳房や性腺機能低下，女性における乳房痛といった副作用に関しては，期待通りプラセボ群と有意差を認めなかった．エプレレノンのMR選択

性の高さが実際に証明された形となった．

以上，EPHESUS試験の結果からは，AMI後のHFrEFに対しては，生命予後を改善する目的でエプレレノンを投与することが推奨されている．しかし，その予後改善効果は主に心臓突然死や心不全死を防ぐことによる効果であり，AMIの2次予防効果は証明されていない．

いずれにしても，EPHESUS試験の結果は，その後の各種ガイドラインにおいて，HFrEFに対する標準治療薬としてのエプレレノンの位置付けを明確にするものとなった．

●● 文献 ●●

1) Pitt, B et al：The effect of spironolactone on morbidity and mortality in patients with severe heart failure. N Engl J Med 341：709-717, 1999
2) 日本循環器学会/日本心不全学会：急性・慢性心不全診療ガイドライン（2017年改訂版）．http://www.j-circ.or.jp/guideline/pdf/JCS2017_tsutsui_h.pdf（2018年9月閲覧）
3) JCS joint Working Group：Guidelines for Secondary Prevention of Myocardial Infarction（JCS 2011）. Circ J 77：231-248, 2013

●● 参考文献 ●●

1) Pitt, B et al：Eplerenone, a Selective Aldosterone Blocker, in Patients with left ventricular dysfunction after myocardial infarction. N Engl J Med 348：1309-1321, 2003

心不全

Q36 MRAには交感神経抑制作用があるのでしょうか？

笠間　周

A
- アルドステロンには心筋線維化作用やリモデリング亢進作用などの心毒性があることが古典的にはわかっていた．
- 動物実験より，アルドステロンが心筋の神経筋接合部のプレシナプスにおいてノルエピネフリンの神経終末への取り込みを抑制すると報告され，アルドステロンと心臓交感神経活性は密接に関連していることがわかった．
- MRAの投与により，神経終末へ直接作用し，心臓交感神経活性亢進を抑制することが，基礎・臨床研究両方で証明されている．

はじめに

　レニン・アンジオテンシン・アルドステロン系（RAAS）における研究テーマは，多くの基礎研究，臨床研究ともに古くからアンジオテンシンⅡに焦点をあてたものが主流で，この傾向は，高血圧，心筋梗塞，心不全などのいずれの疾患・病態においても同様であった．

　アルドステロンが注目されるようになったのは，慢性心不全患者におけるミネラルコルチコイド受容体拮抗薬（MRA）であるスピロノラクトンの有用性を示したRALES（Randomized Aldactone Evaluation Study）試験が1999年に報告されたことに大きく寄与している．この試験では，アンジオテンシン変換酵素（ACE）阻害薬などの標準治療にスピロノラクトンを併用することにより生命予後の改善が得られることが報告された．また，2003年には，心不全を伴った低心機能の心筋梗塞患者を対象に，MRAのエプレレノンを追加することで死亡率や心血管事故が減少することが明らかとなったEPHESUS（Eplerenone Post-Acute Myocardial Infarction Heart Failure Efficacy and Sruvival Study）試験が発表された．

アルドステロンとMRA

　アルドステロンが心筋線維化作用を有し，その作用は血圧と独立していると動物実験にて報告され[1]，この心筋線維化はMRAであるスピロノラクトンにより抑制されることがわかった[1]．また，アルドステロンの活性化により低K血症を来し重症不整脈が誘発され，さらに心筋リモデリングが亢進し重症化すると考えられている．

　2006年には動物実験より，アルドステロンが心筋の神経筋接合部のプレシナプスにおいてノルエピネフリンの神経終末への取り込みを抑制すると報告され，アルドステロンと心臓交感神経活性は密接に関連していることがわかった[2]．

　以上のようなアルドステロンの心毒性を抑制するために，心不全治療においてMRAによる治療は理にかなっており，ヒト心不全における検討でも，標準治療にMRAを上乗せすることにより，心筋リモデリング抑制作用を有し[3]，致死性不整脈による心臓死や突然死を抑制する[4]と報告されている．

図1 スピロノラクトン投与前後のMIBG心筋シンチグラフィ集積の変化

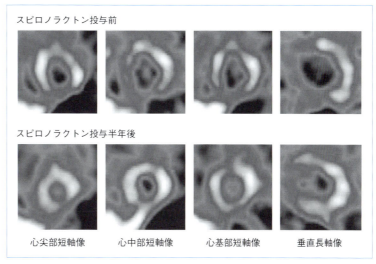

スピロノラクトン投与前

スピロノラクトン投与半年後

心尖部短軸像　心中部短軸像　心基部短軸像　垂直長軸像

MRAと交感神経抑制作用

　MRAの心臓交感神経への作用を評価する一番簡便な方法は，放射性ヨードでラベルし臨床で用いられているメタヨードベンジルグアニジン meta-iodobenzylguanidine（MIBG）心筋シンチグラフィを用いた核医学検査法である．RALES 試験と同様のプロトコールで，低心機能心不全症例に MRA のスピロノラクトン投与前後に MIBG 心筋シンチグラフィを評価した検討[5]においては，心臓交感神経の保持機能の指標である後期総欠損スコア total defect score（TDS）と心縦隔比（H/M ratio），および交感神経活性を表す洗い出し率（Washout Rate）が，スピロノラクトン投与群で有意に改善していた．これは，ノルエピネフリンの神経終末への取り込み抑制をスピロノラクトンが直接阻害し，交感神経抑制作用をもたらしたためと考えられている[5]．

症例提示

　65歳，男性．初発心不全にて当院に入院した．急性期の加療を行い，内服治療（ACE 阻害薬，利尿薬など）にて代償期となったところで，心臓カテーテル検査（冠動脈造影，左心室造影，心筋生検）を施行した．高血圧性心疾患による非虚血性心不全の診断がついた．本症例はスピロノラクトン投与前後に MIBG 心筋シンチグラフィを施行した．スピロノラクトン投与半年後，MIBG の左心室集積が著明に改善し，スピロノラクトンが交感神経抑制作用により MIBG 心筋シンチグラフィの集積が改善した（図1）．

●● 文献 ●●

1) Weber, KT et al：Pathological hypertrophy and cardiac interstitium. Fibrosis and renin-angiotensin-aldosterone system. Circulation 83：1849-1865, 1991
2) Buss, SJ et al：Spironolactone preserves cardiac norepinephrine reuptake in salt-sensitive Dahl rats. Endocrinology 147：2526-2534, 2006
3) Tsutamoto, T et al：Effect of spironolactone on plasma brain natriuretic peptide and left ventricular remodeling in patients with congestive heart failure. J Am Coll Cardiol 37：1228-1233, 2001
4) Kasama, S et al：Effects of mineralocorticoid receptor antagonist spironolactone on cardiac sympathetic nerve activity and prognosis in patients with chronic heart failure. Int J Cardiol 167：244-249, 2013
5) Kasama, S et al：Effect of spironolactone on cardiac sympathetic nerve activity and left ventricular remodeling in patients with dilated cardiomyopathy. J Am Coll Cardiol 41：574-581, 2003

Q37 心不全

どのような心筋梗塞患者にMRAが推奨されるのでしょうか？

土井正行

A
- 心筋梗塞の診療ガイドラインでは，左室機能が低下した症候性心不全を合併する心筋梗塞患者へのMRA投与が推奨されている．
- ST上昇型心筋梗塞症例では，心筋梗塞発症早期からのMRA投与によりイベント抑制が期待される．

心機能低下を伴う心筋梗塞症例へのMRA投与が推奨

1999年Pittらにより，左室駆出率35％以下の中等度から高度心不全症例に対して，アンジオテンシン変換酵素（ACE）阻害薬や利尿薬などの標準療法に加え，スピロノラクトンを投与したRALES（Randomized Aldactone Evaluation Study）試験が発表された[1]．この研究では過半数である55％が虚血性心不全症例であり，スピロノラクトンを投与したところ心不全死や突然死を減らし30％もの死亡率の減少が確認された．

スピロノラクトンは抗アンドロゲン作用により女性化乳房などの副作用が存在するが，この副作用を改善し，より選択的にミネラルコルチコイド受容体（MR）を阻害するエプレレノンが開発された．左室駆出率が40％以下で心不全もしくは糖尿病を合併する急性心筋梗塞症例に対して発症14日以内にエプレレノンを投与することで，全死亡，心血管死と心血管イベントによる入院，心臓突然死を有意に抑制したことが報告されている（図1）[2]．

いずれも心筋梗塞の二次予防効果は示されなかったものの，死亡や入院のイベントを有意に抑制している．これらの報告を元に，ST上昇型急性心筋梗塞の診療に関するガイドライン[3]では，ACE阻害薬が投与されており，左室機能が低下した症候性心不全を合併する患者に対して，腎機能障害や高K血症がない場合にアルドステロン阻害薬を投与することが，クラスIレベルAで推奨されている．

ST上昇型心筋梗塞症例では，発症早期のMRA投与により効果が期待

初回前壁心筋梗塞症例において発症早期よりスピロノラクトンを投与することで，左室リモデリングを抑制し，左室駆出率を有意に改善させることがHayashiらにより報告されている[4]．アルドステロンによる心筋細胞肥大や心室線維化といった心筋梗塞後の左室リモデリングを抑制することで，左室機能低下を防いだと考えられる．左室機能の低下した症例のみならず，左室機能低下とそれに伴う心不全症状のない心筋梗塞症例においても，リモデリングを防ぐことによるイベント抑制効果が期待される．

Beyguiらは，左室駆出率50％と心機能が保たれた心不全のない急性心筋梗塞患者に対して，発症72時間以内にスピロノラクトンを投与することの効果を検討した[5]．非ST上昇型心筋梗塞を含めた全症例では有意なイベント抑制効果は認められなかっ

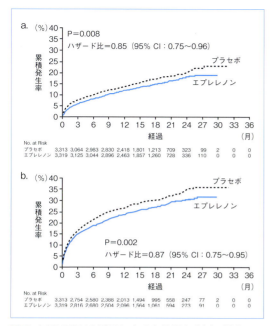

図1 EPHESUS試験による心筋梗塞症例に対するエプレレノン投与によるイベント抑制効果
a：全死亡，b：心血管死もしくは心血管イベントによる入院
EPHESUS (Eplerenone Post-Acute Myocardial Infarction Heart Failure Efficacy and Survival Study)
（文献2）より引用改変）

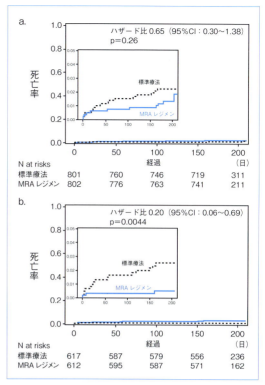

図2 ALBATROSS研究による心筋梗塞症例に対するスピロノラクトン投与による死亡率
a：全心筋梗塞，b：ST上昇心筋梗塞
（文献5）より引用改変）

たが，77％を占めたST上昇型心筋梗塞症例における解析では，スピロノラクトン投与により有意な死亡率の減少がみられた（図2）[5]．また，心不全のないST上昇型心筋梗塞患者を対象としたREMINDER試験[6]では，発症24時間以内にエプレレノンを投与することで，1ヵ月以降の脳性ナトリウム利尿ペプチドbrain natriuretic peptide（BNP）上昇を有意に抑制することが示されている．これらの報告から，ST上昇型心筋梗塞症例では，心機能低下や心不全発症の有無にかかわらず，発症早期にミネラルコルチコイド受容体拮抗薬（MRA）を投与することで，イベントを抑制できる可能性がある．

おわりに

MRAは，高K血症に最大限の注意が必要であり，特に腎機能低下例ではリスクが高い．合併症に気をつけながら，適応のある症例には適切に投与されることを期待したい．

●● 文献 ●●

1) Pitt, B et al：The effect of spironolactone on morbidity and mortality in patients with severe heart failure. Randomized Aldactone Evaluation Study Investigators. N Engl J Med 341：709-717, 1999
2) Pitt, B et al：Eplerenone Eplerenone, a selective aldosterone blocker, in patients with left ventricular dysfunction after myocardial infarction. N Engl J Med 348：1309-1321, 2003
3) 日本循環器学会：ST上昇型急性心筋梗塞の診療に関するガイドライン（2013年改訂版）. http://www.j-circ.or.jp/guideline/pdf/JCS2013_kimura_h.pdf（2018年9月閲覧）
4) Hayashi, M et al：Immediate Administration of Mineralocorticoid Receptor Antagonist Spironolactone Prevents Post-Infarct Left Ventricular Remodeling Associated With Suppression of a Marker of Myocardial Collagen Synthesis in Patients With First Anterior Acute Myocardial Infarction. Circulation 107：2559-2565, 2003
5) Beygui, F et al：Early aldosterone blockade in acute myocardial infarction：the ALBATROSS Randomized Clinical Trial. J Am Coll Cardiol 67：1917-1927, 2016
6) Montalescot, G et al：Early eplerenone treatment in patients with acute ST-elevation myocardial infarction without heart failure：the Randomized Double-Blind Reminder Study. Eur Heart J 35：2295-2302, 2014

Q38 心不全

MRAの心肥大抑制効果に関して教えてください

伊藤　慎・北風政史

A
- MRAは腎臓でのNaの再吸収を抑制し，血圧降下により心肥大を抑制する．
- MRAは心筋のMRにも直接作用し，心肥大を抑制することが明らかになっている．

アルドステロンと心肥大

アルドステロンの産生が亢進している状態では，腎臓におけるNaの再吸収が促進し，循環血液量増加に伴う血圧上昇が引き起こされる．こうした古典的なアルドステロンの作用に加え，アルドステロンの直接的な心血管系への有害作用が明らかとなっている．アルドステロンの受容体であるミネラルコルチコイド受容体(MR)は，腎臓だけでなく心臓や血管にも存在しており，食塩感受性Dahlラットを用いた研究では，肥大心においてその発現が増加していることが報告されている[1]．また，アルドステロン自体も心臓や血管においてわずかに産生・分泌されており，心筋梗塞モデルやヒト心不全ではその分泌が増加することが報告されている．このことから，局所のアルドステロン産生とシグナルの活性化が，心肥大・心不全の病態形成に深く関与していると考えられている．

アルドステロンによる心肥大の分子機序

アルドステロンが心肥大を惹起する分子機序も明らかとなっている．ラット心筋細胞を用いた基礎研究では，高濃度食塩下にてアルドステロンを添加すると心筋細胞肥大が誘発され，ミネラルコルチコイド受容体拮抗薬(MRA)により肥大が有意に抑制されることが報告されている[2]．このことから，アルドステロンは心筋のMRに直接作用し，心肥大を惹起すると考えられている．その分子機序としては，アルドステロンがMRを介した細胞内シグナルを増強させ，Na^+/H^+交換輸送体 Na^+/H^+ exchanger (NHE 1)の発現増加や，Na^+/K^+-ATPase活性の低下を引き起こすことが報告されている[2,3]．Na^+/H^+交換輸送体の活性化やNa^+/K^+-ATPase活性の低下は，ともに細胞内Na^+濃度の増加をもたらすことで，心肥大を生じさせると考えられている．

これ以外にも，アルドステロンは心筋へ直接作用し，NADPHを介した酸化ストレス増加により心筋細胞死を誘導すること，炎症性マクロファージの浸潤や心筋線維化を促進することが知られており，アルドステロンは心肥大から心不全への移行にも関与していると考えられている．

MRAによる心肥大抑制効果

スピロノラクトンやエプレレノンの心保護効果は，

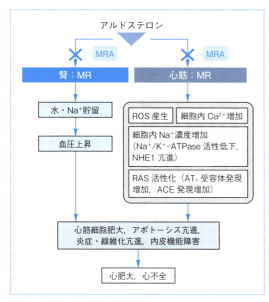

図1 MRAの心肥大抑制効果
ROS:reactive oxygen species 活性酸素種, RAS:renin-angiotensin system レニン・アンジオテンシン系, ACE:angiotensin converting enzyme アンジオテンシン変換酵素, AT_1:angiotensin I アンジオテンシン I

動物実験および臨床研究で明らかになっている。高血圧モデルラットを用いた研究では、エプレレノン投与により、心筋での酸化ストレス産生が抑制されること、マクロファージの集積が抑制されること、心肥大や左室拡張能を改善することが報告されている[1]。また、筆者らの高血圧モデルでの検討では、エプレレノン投与により、血圧低下を伴わず、心肥大改善効果、抗炎症効果、線維化抑制効果がみられ、また心不全への進展も抑制されていた[4]。このことから、MRAは血圧に対する影響とは独立して、心保護効果をもたらすことが示唆された。

エプレレノンの心肥大抑制効果は、二重盲検ランダム化比較試験においても示されている。高血圧を伴う心肥大患者を対象に、エプレレノン、エナラプリル、エプレレノン/エナラプリルの3群に割り付け、9ヵ月間の観察を行った結果、いずれの群においてもMRIで評価した左室重量の低下が認められている。エプレレノンによる心肥大退縮効果はエナラプリルと同等であり、単独投与より併用投与のほうが、退縮効果が大きかったと報告されている[5]。アンジオテンシン変換酵素(ACE)阻害薬やアンジオテンシンⅡ受容体拮抗薬(ARB)を継続投与すると、アルドステロンの分泌は当初抑制されても、やがて半数にアルドステロンの再上昇がみられることが知られている(アルドステロンエスケープ現象)。これらの結果より、心肥大や心不全の患者に対しては、ACE阻害薬やARBの単独投与より、MRAの併用療法が望ましいと考えられる。

以上より、アルドステロンは心筋細胞のMRに作用し、心肥大、心臓細胞死、心筋線維化を引き起こすと考えられている。MRAは、降圧効果以外にも、これらを直接抑制することで、心臓保護効果を示すことが明らかとなっている(図1)。

●● 文献 ●●

1) Ohtani, T et al：Elevated cardiac tissue level of aldosterone and mineralocorticoid receptor in diastolic heart failure：Beneficial effects of mineralocorticoid receptor blocker. Am J Physiol Regul Integr Comp Physiol 292：R946-954, 2007
2) Yamamuro, M et al：Direct effects of aldosterone on cardiomyocytes in the presence of normal and elevated extracellular sodium. Endocrinology 147：1314-1321, 2006
3) Mihailidou, AS et al：Hyperaldosteronemia in rabbits inhibits the cardiac sarcolemmal Na(+)-K(+) pump. Circ Res 86：37-42, 2000
4) Tsukamoto, O et al：The antagonism of aldosterone receptor prevents the development of hypertensive heart failure induced by chronic inhibition of nitric oxide synthesis in rats. Cardiovasc Drugs Ther 20：93-102, 2006
5) Pitt, B et al：Effects of eplerenone, enalapril, and eplerenone/enalapril in patients with essential hypertension and left ventricular hypertrophy：the 4E-left ventricular hypertrophy study. Circulation 108：1831-1838, 2003

Q39 心不全

MRAでしばしば高K血症が問題になりますが，心不全患者における適正な血清K値に関して教えてください

森田　宏

A
- 正常範囲（4.0〜5.5mmol/L）を保つ必要がある．
- 退院後もこの正常範囲でコントロールする必要がある．

心不全ではK値異常がしばしばみられる

心不全患者ではしばしば血清K値の異常がみられ，体液貯留，利尿薬の使用，K補充，レニン・アンジオテンシン・アルドステロン系（RAAS）遮断薬使用，腎機能障害などと関連している．低K血症はQT延長を来し心室性不整脈の原因となる．低K血症の原因として，著明な体液貯留や高用量の利尿薬の使用があり，心不全の重症度が高く，心不全死のリスクも高いと考えられる．高K血症では，徐脈，心静止，心室細動が発生し，突然死の原因となる．抗不整脈薬，β遮断薬，ジギタリスの内服は，血清K値異常時の徐脈を増悪させる．

K値異常と心不全予後

複数の研究で，低K血症が心不全患者の予後と関連することが報告されているが，関連性が乏しいとする研究もあり，一定の見解は得られていなかった．RALES（Randomized Aldactone Evaluation Study）試験では高K血症と低K血症では1ヵ月の死亡率の増大がみられた．EMPHASIS-HF（Eplere-none in Mild Patients Hospitalization and Survival Study in Heart Failure）研究では，腎機能障害と高K血症発生に関連がみられ，高K血症を示す群は予後不良であった．PROTECT trialおよびCOACH trialのデータを用いた研究では，入院時K値は死亡率と正相関したが，多変量解析では明らかな予測因子とはならず，入院中のK値の変化も予後予測因子とはならなかった[1]．これらの研究では一時点でのK値でしか検討されておらず，退院後も含めた長期的なK値の変化が予後とどのように関連するかは不明であった．

心不全患者のK値と死亡リスクはU字型関連がみられる

最近，単一施設研究で，長期的なK値の変動も含めた心不全患者の予後との関連が報告された．Núñezらは単一施設で2,164例の心不全入院した患者の初回入院での退院時のK値，外来受診時，再入院時のK値を測定し，心不全の予後との関連を検討した[2]．K値を高K（>5mmol/L），正常K（3.5〜5.0mmol/L），低K（<3.5mmol/L）と分類し，退院時のK値による3群の予後，および異常K値

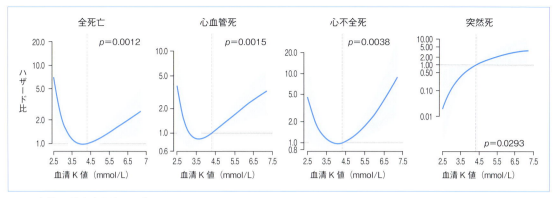

図1　血清K値と心不全の予後
（文献2）より引用改変）

を示す群の経過中の変化を，低K血症のまま，低K血症の正常化，高K血症のまま，高K血症の正常化した4群に分類し，予後との関連を検討した．2.8年の経過観察期間で50.4％の患者が死亡した．

K値を連続変数で検討した場合，血清K値は独立した予後予測因子となり，低K側および高K側いずれも全死亡が増加するU字型曲線が描かれた（図1）[2]．死亡リスクは正常K値（4.3mmol/L）を基準として，低K血症，高K血症のいずれにおいても高値であった（表1）[2]．心不全死，心血管死も同様にK値と関連してU字型の予後曲線を示したが，突然死のみ高K血症側でハザード比が増大した（図1）[2]．正常，低K，高K値の3群で比較した場合，正常K値に比較して，低K値ではハザード比が2.35倍，高K値では1.55倍であった．長期的なK値の変動では，K値が正常化した群よりも，K値異常のまま（低ないし高K）の症例では明らかに予後不良であった（図2）[2]．

この研究より，低K，高K血症を来す心不全患者は予後不良であること，治療経過で正常K値を保てなければ，やはり予後が不良であることが示された．電解質異常を来している心不全患者は，より病態が重篤である可能性はあるが，血清K値を正常に保つように治療を行うこと，血清K値の反復測定が重要であることがこの研究より臨床にフィードバック可能と思われる．心不全患者における至適K値としては，上記研究および過去の研究やMRAの

表1　血清K値と全死亡のハザード比

血清K値 (mmol/L)	2.5	3.0	3.5	4.3	5.0	5.5	6.0
ハザード比	7.09	1.86	1.12	1.0	1.18	1.39	1.69

（文献2）より引用）

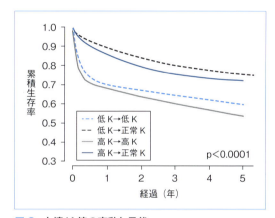

図2　血清K値の変動と予後
（文献2）より引用改変）

有効性を考慮すると，4.0～5.5mmol/L程度と考えられる．

●● 文献 ●●

1) Tromp, J et al：Serum Potassium Levels and Outcome in Acute Heart Failure（Data from the PROTECT and COACH Trials）．Am J Cardiol 119：290-296, 2017
2) Núñez, J et al：Long-Term Potassium Monitoring and Dynamics in Heart Failure and Risk of Mortality. Circulation 137：1320-1330, 2018

血管保護作用

Q40 MRAの血管内皮機能とスティフネスに対する効果を教えてください

櫻木　悟

A
- 内皮機能および動脈スティフネスなどの血管機能は心血管予後に関係する．
- アルドステロンは，血管内皮細胞と血管平滑筋に存在するMRを介して血管を障害し，内皮機能障害や動脈スティフネス増大を起こす．
- MRAは，アルドステロンによる血管内皮機能障害，血管平滑筋増殖および血管リモデリングを血圧非依存性に抑制し，血管機能を改善させる．

アルドステロンの血管機能への悪影響とは

　アルドステロンは，血管内皮細胞と血管平滑筋に存在するミネラルコルチコイド受容体（MR）を介して血管を障害する．血管内皮細胞においては，酸化ストレスの発現，炎症惹起物質の産生，血管拡張物質〔一酸化窒素 nitric oxgen（NO）〕の産生の阻害などにより内皮機能を低下させる．また，血管平滑筋の増殖，血管線維化などにより血管リモデリングを起こし，動脈スティフネスを増大させる．近年，食生活の変化に伴い，年齢と問わず肥満症例が増加している．肥満症例では脂肪細胞からのアルドステロンの分泌が亢進しており，内皮機能障害や動脈スティフネス増大など血管機能低下の原因となることがわかっている[1]．また，亢進したアルドステロンはインスリン抵抗性の原因となるが，これも血管機能低下と関係する．このような血管機能障害は血圧上昇に先行して生じており，肥満患者の高血圧の原因と考えられる．

MRAの血管機能に対する効果

　内皮機能および動脈スティフネスなどの血管機能は心血管予後に関係する．ミネラルコルチコイド受容体拮抗薬（MRA）は血管保護的作用を有し，血管内皮機能や動脈スティフネスを改善させる．内皮機能の評価方法として，最近では血流依存性血管拡張反応 flow mediated vasodilation（FMD）が広く用いられている．血管内皮機能への効果について，3種類以上の降圧剤使用（アンジオテンシンⅡ受容体拮抗薬（ARB）/アンジオテンシン変換酵素（ACE）阻害薬，利尿薬，Ca拮抗薬）でも血圧コントロールできない治療抵抗性の高血圧患者において，エプレレノンの追加はFMDを改善させた．エプレレノンは家庭血圧も低下させたが，FMDの改善度は血圧低下度に関係しなかった[2]．MRAによる血管内皮機能改善効果は心不全症例でも報告されている[3]．一方，動脈スティフネスの評価方法として，脈波伝播速度 pulse wave velocity（PWV）や心臓足首血管指数 cardio ankle vascular index（CAVI）などが用いられる．動脈スティフネス改善効果について，利尿薬およびACE阻害薬またはARBで投与にてもコントロール困難な治療抵抗性高血圧症例において，エプレレノンの追加はPWVを低下させた[4]．ACE阻害薬またはARBで治療されているStage2〜3の早期腎機能低下症例において，スピ

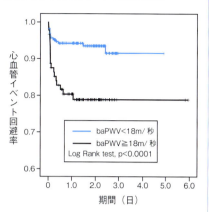

図1 baPWV低値群と高値群の心臓パラメータおよび心血管イベント発生の比較
baPWV：Brachial-ankle pulse wave velocity
（文献10）より引用改変）

ノラクトンの追加投与は左室重量およびPWVを改善した．血圧も低下したが，PWV改善度に対する血圧低下の影響は少なかったとしている[5]．治療抵抗性高血圧症例において，エプレレノンの追加投与とCa拮抗薬の増量あるいは追加投与の血圧およびCAVIに対する効果を比較した報告がある．エプレレノンはCAVIを有意に改善させたが，Ca拮抗薬は血圧を低下させたものの，CAVIは低下させなかった．Ca拮抗薬と比較し，エプレレノンは血圧低下効果に劣るものの，CAVI改善効果は優れていた[6]．

MRAの血管機能改善効果のメカニズム

ACE阻害薬またはARBを含む3種類以上の降圧剤を内服している治療抵抗性高血圧症例においても，MRAの追加は血圧を低下させた[7]．このため，MRAの血管機能改善効果の機序として降圧効果の影響が考えられる．しかしながら，上述したMRAの血管内皮機能および動脈スティフネス改善効果は，血圧非依存性と報告されていることから，MRAは血圧を介さない機序で血管機能を改善させると考えられる．

アルドステロンは，副腎皮質以外の血管，脂肪な

どの各種組織でも産生されることが知られているが，MRAは血管壁にてMR活性化を抑制し，酸化ストレスや炎症反応を軽減する．さらに，MRAは抵抗血管のリモデリングを抑制する．高血圧患者に対してエプレレノンまたはアテノロールを投与したところ，血圧は両群とも十分コントロールされたが，中膜の壁肥厚はエプレレノン群でのみ抑制された．また，エプレレノン例では，抵抗血管中膜のコラーゲン/エラスチン比が低下したのに対し，アテノロール例では不変であった[8]．これらの作用により，MRAは血管機能を改善させると考えられる．

臨床的意義

最近のメタ解析で，心血管イベントの多くが，必ずしも血圧が高くない症例で発症していることが示された[9]．当院外来通院中で，血圧が140/90 mmHg未満と比較的コントロールされた320症例において，PWV高値例（baPWV 18m/秒以上）では左室肥大，NT-proBNP高値，左室拡張障害，および冠動脈石灰化スコア高値を認めた（図1a）[10]．また，PWV高値群では，虚血性心疾患などの心血管イベントが多かった（図1b）[10]．PWVは血圧と独立した心血管イベント予測因子であり[11]，血圧が低

下してもPWVが低下しなければ予後は改善しない[12]．高血圧症例の多くはすでにACE阻害薬またはARBをすでに内服していることが多いが，アルドステロンブレークスルー現象により十分な効果が得られていない可能性がある．心不全患者に対してACE阻害薬やARBなどの標準的治療にMRAを追加することで予後が改善することが知られている[13]．高血圧症例においても，MRAを追加投与することで，血管機能を改善し，さらには心血管予後を改善させる可能性がある．

●● 文献 ●●

1) Cooper, JN et al：Serum aldosterone is associated with inflammation and aortic stiffness in normotensive overweight and obese young adults. Clin Exp Hypertens 34：63-70, 2012
2) Eguchi, K et al：Add-On Use of Eplerenone Is Effective for Lowering Home and Ambulatory Blood Pressure in Drug-Resistant Hypertension. J Clin Hypertens (Greenwich) 18：1250-1257, 2016
3) Farquharson, CA et al：Spironolactone increases nitric oxide bioactivity, improves endothelial vasodilator dysfunction, and suppresses vascular angiotensin I/angiotensin II conversion in patients with chronic heart failure. Circulation 101：594-597, 2000
4) Kalizki, T et al：Low dose-eplerenone treatment decreases aortic stiffness in patients with resistant hypertension. J Clin Hypertens (Greenwich) 19：669-676, 2017
5) Edwards, NC et al：Effect of spironolactone on left ventricular mass and aortic stiffness in early-stage chronic kidney disease：a randomized controlled trial. J Am Coll Cardiol 54：505-512, 2009
6) Shibata, T et al：Effects of Add-on Therapy Consisting of a Selective Mineralocorticoid Receptor Blocker on Arterial Stiffness in Patients with Uncontrolled Hypertension. Intern Med 54：1583-1589, 2015
7) de Souza, F et al：Efficacy of spironolactone therapy in patients with true resistant hypertension. Hypertension 55：147-152, 2010
8) Savoia, C et al：Selective mineralocorticoid receptor blocker eplerenone reduces resistance artery stiffness in hypertensive patients. Hypertension 51：432-439, 2008
9) Tajeu, GS et al：Incident Cardiovascular Disease Among Adults With Blood Pressure ＜ 140/90mm Hg. Circulation 136：798-812, 2017
10) Ichikawa, K et al：Influence of arterial stiffness on cardiovascular outcome in patients without high blood pressure. Heart 104：318-323, 2018
11) Sutton-Tyrrell, K et al：Elevated aortic pulse wave velocity, a marker of arterial stiffness, predicts cardiovascular events in well-functioning older adults. Circulation 111：3384-3390, 2005
12) Guerin, AP et al：Impact of aortic stiffness attenuation on survival of patients in end-stage renal failure. Circulation 103：987-992, 2001
13) Pitt, B et al：The effect of spironolactone on morbidity and mortality in patients with severe heart failure. Randomized Aldactone Evaluation Study Investigators. N Engl J Mea 341：709-717, 1999

血管保護作用

Q41 MRAの心血管イベント予防効果とその機序に関して教えてください

長友大輔・野出孝一

A
- アルドステロンは血管の炎症や酸化ストレスを介した血管内皮への直接の障害によって，動脈硬化の進展に関与する．
- 降圧効果を超えた抗動脈硬化作用が期待される．
- MRAは軽症から重症までHFrEFに対する心不全悪化・突然死の予防効果が示されている．
- 利尿効果や降圧効果，K保持効果を超えた心血管保護作用が考えられる．

アルドステロンは動脈硬化の進展にどう関わるか？

ミネラルコルチコイドの代表的な物質であるアルドステロンの主な作用は，腎臓尿細管上皮や腸管粘膜上皮のNa再吸収を介した循環血漿量の増加による血圧上昇と考えられてきた．しかし最近アルドステロンの上皮系組織への作用を介さない心血管系への障害作用が明らかになってきている．また，心臓の線維化に先立ち，血管周囲に強い炎症が生じることが報告されている[1]．炎症誘導の機序として，血管内皮細胞におけるアルドステロンによる酸化ストレス増加作用が考えられている．アルドステロンによって心筋細胞において活性化された酸化ストレスが冠動脈血管内皮障害をもたらすという知見や，血管平滑筋細胞からミネラルコルチコイド受容体（MR）を特異的に欠損させたマウスでは，冠動脈の内皮機能が改善したと報告もあり[2]，動脈硬化の進展に大きく関わっていると考えられる．

レニン・アンジオテンシン・アルドステロン系（RAAS）の活性化によってもたらされる高血圧に対して，スピロノラクトンは酸化ストレスの軽減を介して血管系の合併症を抑制することが報告されている[3]．また，正常の状態では血管内皮のMRは有意な働きをしておらず，高血圧などの心血管リスクファクターの存在下において内皮機能障害をもたらすと考えられている[4]．

アルドステロンと脳梗塞の関連については以前から多くの報告がある．前述のような機序を介して，ミネラルコルチコイド受容体拮抗薬（MRA）は中大脳動脈の拡張緊張を改善し，動脈内腔が拡張することや，アルドステロンの上昇を伴わない本態性高血圧患者と比べて，アルドステロンが高い患者では脳梗塞が多いこと[5]などが確認されている．冠動脈イベントとの関連はどうであろうか．血漿中のアルドステロン濃度が高いほど心筋虚血が多く，原発性アルドステロン症では血圧がコントロールされていても心筋梗塞が6倍多かったとの報告がある[6]．

大規模臨床試験からわかるMRAの心血管イベント抑制効果について

MRAの効果を証明するものとして主に駆出率が低下した心不全 heart failure with reduced ejection

表1 HFrEFに対して行われた3つの大規模臨床試験

		RALES	EPHESUS	EMPHASIS-HF
発表年		1999	2003	2011
治療薬		スピロノラクトン	エプレレノン	エプレレノン
登録患者数		1,663	6,632	2,737
一次エンドポイント		全死亡	全死亡,心血管死,あるいは心不全,AMIの再発,脳卒中,心室性不整脈を含む心血管イベントによる入院	心血管死+心不全による初回入院の複合エンドポイント
対象患者		NYHA Ⅲ～Ⅳ度 (72%がⅢ) のHFrEF	AMI 急性期（発症から7日程度）	NYHA Ⅱ度のHFrEF
結果		NYHA Ⅲ, Ⅳ度の重症心不全において,ACE阻害薬にスピロノラクトンを上乗せすると死亡率や心不全入院を抑制した.死亡率の改善は突然死の抑制によるところが大きかった	急性心筋梗塞の急性期にACE阻害薬やβ遮断薬などの標準治療薬にエプレレノンを上乗せすると死亡率,心不全入院を抑制.やはり突然死予防効果高い	軽症収縮不全患者において,ACE阻害薬やβ遮断薬などの標準治療薬にエプレレノンを追加すると死亡および心不全による入院を低下した
脳梗塞減少効果		なし	なし	なし
心筋梗塞減少効果		なし	なし	なし
年齢（歳）		65 ± 12	64 ± 11	68.6 ± 7.6
性別,男性（%）		73	70	78.1
心不全の原因	虚血（%）	55	100	68.1
	非虚血（%）	45	0	31.8
検査値	EF（%）	25.6 ± 6.7	33 ± 6	26.1 ± 4.6
	Hb（g/dl）	—	—	13.8 ± 1.6
	Cr（mg/dl）	—	1.1 ± 0.3	1.14 ± 0.30
	血清K（mEq/L）	—	4.3 ± 0.5	4.3 ± 0.4
心不全治療薬	ACE阻害薬orARB（%）	95	87	97.4
	β遮断薬（%）	11	75	86.6
	ジギタリス（%）	75	—	27.5
	利尿薬（%）	100	61	84.3
バイタルサイン	SBP（mmHg）	123 ± 21	119 ± 17	124 ± 17
	DBP（mmHg）	75 ± 12	72 ± 11	75 ± 10
	HR（bpm）	81 ± 14		72 ± 13
除外基準	腎機能	Cr > 2.5	Cr > 2.5	eGFR < 30
	K	K > 5	K > 5	K > 5
プラセボ群の死亡率（%／年）		23	12.5	8.9

AMI：acute myocardial infarction 急性心筋梗塞, EF：ejection fraction 駆出分画, Hb：hemoglobin ヘモグロビン, Cr：Creatinine クレアチニン, SBP：systolic blood pressure 収縮期血圧, DBP：拡張期血圧 diastolic blood pressure, HR：heart rate 心拍数, eGFR：estimate glomerular filtration rate 推定糸球体濾過量

fraction（HFrEF）に対して行われた3つの大規模臨床試験がある．そのうちの1つ EMPHASIS-HF（Eplerenone in Mild Patients Hospitalization and Survival Study in Heart Failure）の Editorial[7]では，HFrEF に対する MRA の3つの大規模臨床試験を"三部作（trilogy）"として表現されている（表1）．① RALES（Randomized Aldactone Evaluation Study），② EPHESUS（Eplerenone Post-Acute Myocardial Infarction Heart Failure Efficacy and Survival Study），③ EMPHASIS-HF である．

　スピロノラクトンの有効性を検証した RALES は重症の慢性心不全患者を対象としていたため，EMPHASIS-HF においてはエプレレノンの比較的軽症（NYHA Ⅱ）の慢性心不全に対して有効かどうか検証され，期待通り予後を改善した．基礎治療薬としてレニン・アンジオテンシン系 RAS 阻害薬とβ遮断薬がほぼ全例に投与されている上に（RALES では11％），エプレレノンを上乗せ投与した場合の効果が，さらに37％のリスク減少をもたらした．心筋梗塞急性期患者を対象とした EPHESUS の成績も併せて考えると，軽症から重症まで心不全の重症度によらず，また心不全の原因（虚血か非虚血か）によらず，MRA の投与が予後の改善をもたらすことが示唆される．さらに，心不全の悪化のみならず突然死も抑制している．

実際の臨床現場で MRA に何を期待するか？

　EPHESUS の substudy では，エプレレノンの予後改善効果のメカニズムとして，早期の利尿効果や K 保持効果を超えた心血管保護作用の可能性が示されている[8]．ループ利尿薬を使用している HFrEF 患者においては RAAS の活性化が存在すると考えられ[9]，MRA の併用は必須である．次に動脈硬化性イベントに対する MRA の効果をこれらの大規模臨床試験で見てみると，3つ全ての試験において，MRA の脳梗塞や心筋梗塞の抑制効果は全く認められていない（表1）．確かに虚血性脳卒中などの動脈硬化性イベントの抑制薬としてファーストラインにくるものではないが，前述の機序からアルドステロンは動脈硬化の進展に直接の関与が考えられ，特に高血圧などのリスクファクターを有する患者においては降圧の効果を超えた抗動脈硬化作用が期待される．

●文献●

1) Rocha, R et al：Aldosterone induces a vascular inflammatory phenotype in the rat heart. Am J Physiol Heart Circ Physiol 283：Hl802, 2002
2) Gueret, A et al：Vascular Smooth Muscle Mineralocorticoid Receptor Contributes to Coronary and Left Ventricular Dysfunction After Myocardial Infarction. Hypertension 67：717-723, 2016
3) Virdis, A et al：Spironolactone improves angiotensin-induced vascular changes and oxidative stress. Hypertension 40：504-510, 2002
4) Mueller, KB et al：Endothelial mineralocorticoid receptors differentially contribute to coronary and mesenteric vascular function without modulating blood pressure. Hypertension 66：988-997, 2015
5) McMahon, GT et al：Glucocorticoid-remediable aldosteronism. Cardiol Rev 12：44-48, 2004
6) Vergeer, M et al：Cholesteryl ester transfer protein inhibitor torcetrapib and off-target toxicity：a pooled analysis of the rating atherosclerotic disease change by imaging with a new CETP inhibitor（RADIANCE）trials. Circulation 118：2515-2522, 2008
7) Armstrong, PW：Aldosterone Antagonists — Last Man Standing? N Engl J Med 364：79-80, 2011
8) Rossignol, P et al：Eplerenone survival benefits in heart failure patients post-myocardial infarction are independent from its diuretic and potassium-sparing effects. Insights from an EPHESUS（Eplerenone Post-Acute Myocardial Infarction Heart Failure Efficacy and Survival Study）substudy. JACC 58：1958-1966, 2011
9) Francis, GS et al：Comparison of neuroendocrine activation in patients with left ventricular dysfunction with and without congestive heart failure. A substudy of the Studies of Left Ventricular Dysfunction（SOLVD）. Circulation 82：1724-1729, 1990

利尿薬としてのMRA

Q42 ループ利尿薬単独よりもMRAを加えたほうがよいといわれています．なぜなのでしょうか？その理由を教えてください

伊藤貞嘉

A
- ループ利尿薬はヘンレのループでNa$^+$の再吸収を抑制して利尿をもたらすが，同時にRAASを活性化させる．
- 上昇したアルドステロンは集合管でのNa$^+$再吸収とK$^+$の排泄を促進するため，ループ利尿薬の利尿効果が減弱するとともに，血清K濃度が低下する．
- MRAを併用することにより，ループ利尿薬の利尿効果が高まるとともに，低K血症の発症を抑制できる．

利尿薬の作用機序と代償反応

　利尿薬は尿細管腔側にあるNa$^+$再吸収に携わる輸送体やチャネルをブロックして，利尿効果をもたらす（図1）．ループ利尿薬はヘンレのループにあるNa$^+$-K$^+$-2Cl$^-$共輸送体をブロックして，強力な利尿効果をもたらす．サイアザイド系利尿薬は遠位曲尿細管にあるNa$^+$-Cl$^-$共輸送体を阻害してNa$^+$排泄を促進する．サイアザイド系利尿薬はループ利尿薬に比較して緩徐な作用を示す．これらの尿細管セグメントの下流にあるのが集合管で，この部位ではNa$^+$チャネルがNa$^+$再吸収を司っている．このチャネルを直接阻害するのがアミロライドなどの利尿薬である．集合管のNa$^+$チャネルの発現にはアルドステロンが重要な役割を果たしており，アルドステロンが高くなるとNa$^+$チャネルの発現が亢進する．集合管では陰イオンは吸収されないので，Na$^+$が吸収されると尿細管腔に残った陰イオンにより，管腔側の電位がマイナスに傾き，その力によりK$^+$やH$^+$が尿細管腔に分泌される．

　ループ利尿薬によりヘンレのループでの再吸収が減少すると，その下流である遠位曲尿細管や集合管に多量のNa$^+$が到達し，Na$^+$-Cl$^-$共輸送体やNa$^+$チャネルが盛んにNa$^+$の再吸収を行う．これにより，ループ利尿薬の利尿効果は減弱する．また，ループ利尿薬はレニン・アンジオテンシン・アルドステロン系（RAAS）を活性化させ，アルドステロンは集合管におけるNa$^+$チャネルの発現を亢進し，Na$^+$再吸収を促進するとともにK$^+$の排泄を促進する．これが利尿薬抵抗性の機序の1つとなっている．

MRA併用の有用性その1—ループ利尿薬の利尿効果の高まりと低K血症の予防

　ループ利尿薬は腎機能が正常の場合，速やかに利尿効果が出現して，数時間後には体外に排泄され，利尿効果は消失する．ループ利尿薬は投与後直ちに緻密斑におけるNaCl再吸収を阻害することによりレニン分泌を促進する．また，その強力な利尿作用により，循環血液量が減少するために，利尿作用が消失したあとも慢性的にRAASの亢進は続く．上述のように，アルドステロンはNa$^+$チャネルの発現を亢進させて，Na$^+$貯留とK$^+$排泄を促進する．つまり，ループ利尿薬の作用が切れた時間帯は腎臓

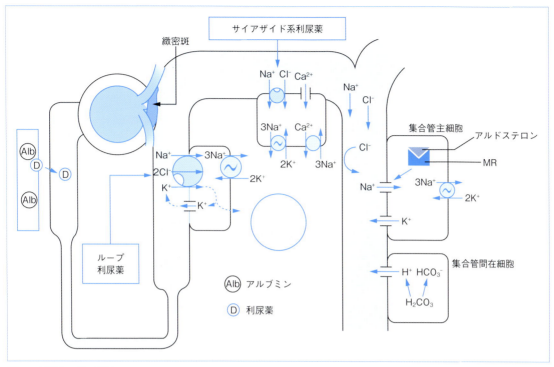

図1 利尿薬の作用機序
ループ利尿薬やサイアザイド利尿薬はアルブミン（Alb）に結合して腎臓まで運ばれ，そこでAlbから外され，近位尿細管腔に分泌されて，それぞれの作用部位に到達して尿細管腔側から作用する．アルドステロンはミネラルコルチコイド受容体（MR）に作用し，集合管主細胞にあるNa^+チャネルの発現を亢進させる．Cl^-などの陰イオンを再吸収しないため，管腔側は負に荷電し，その力でK^+やH^+が分泌される．

におけるNa^+再吸収が亢進した状態になっている．ミネラルコルチコイド受容体拮抗薬（MRA）の併用はループ利尿薬作用が消失している時間帯におけるNa^+再吸収を抑制することにより，体液管理と血清K値の低下を抑制する．

MRA併用の有用性その2—腎保護の可能性

腎臓は1日150Lの糸球体濾過（食塩濾過量1.35kg）を行い，その99％を再吸収している．再吸収には多量のアデノシン三リン酸を使うため，腎臓はエネルギー消費の高い臓器の1つである．腎臓には多量の血液が流れ込んでくるが（1L/分），その90％以上は腎皮質に運ばれ，腎髄質には10％未満の血液が運ばれるのみである．腎尿細管障害には虚血が関与していると考えられ，酸素濃度が低い環境で多量の酸素を消費すれば細胞障害が起こって

くる．したがって，運ばれてくる酸素が少ない髄質での仕事量が増加すれば，腎障害が進展する可能性がある．アルドステロンが作用する集合管は髄質を通るため，集合管におけるNa^+再吸収亢進（酸素消費の増大）は腎臓髄質の酸素濃度の低下を来し，腎障害を促進させる可能性がある．MRAは集合管のNa^+再吸収抑制，すなわち，酸素消費量を減少させて，腎保護効果を発揮する可能性がある．実際，MRAは尿中の酸化ストレスマーカーを減少させることが報告されている．

●● 参考文献 ●●

1) 伊藤貞嘉：薬理作用と使用の原則，ファーマナビゲーター 利尿薬編，メディカルレビュー社，東京，30-51，2007
2) Takebayashi, K et al：Aldosterone blockade attenuates urinary monocyte chemoattractant protein-1 and oxidative stress in patients with type 2 diabetes complicated by diabetic nephropathy. J Clin Endocrinol Metab 91：2214-2217, 2006

利尿薬としてのMRA

Q43 慢性心不全患者の利尿におけるMRAそしてサイアザイドの役割を教えてください

伊藤　浩

A
- ネフロンの遠位にある集合管のNa⁺再吸収を抑制するMRAを最初に投与し，次に遠位尿細管におけるNa⁺再吸収を抑制するサイアザイドを加えることで，相加的な利尿効果を得ることができる．
- 両薬剤の組み合わせは効果が安定しており，低K血症も来しにくいため，慢性心不全の体液管理に有用な方法になりうる．

ループ利尿薬の位置づけと役割

慢性心不全患者の体液管理はQOLの維持と再入院の予防のために重要である．最も重要なのは塩分制限である．薬剤としては最も多く用いられているのがループ利尿薬であり，「急性・慢性心不全診療ガイドライン」ではうっ血に基づく症状を有する患者に対してはループ利尿薬がクラスⅠの適応とされている[1]．しかしながら，慢性心不全患者におけるループ利尿薬のエビデンスはほとんど存在しない．後ろ向きのメタ解析結果では，フロセミドを中心とするループ利尿薬は生命予後悪化につながるという結果であった[2,3]．その機序としてループ利尿薬による低K血症により致死的心室不整脈を生じる可能性や，交感神経，レニン・アンジオテンシン・アルドステロン系を活性化するということがあげられる．

さらに，ループ利尿薬は長期投与でその効果が減弱することが知られている．それはループ利尿薬の作用部位であるヘンレ上行脚の遠位にある遠位尿細管でのNa⁺再吸収が亢進するからである（図1）．そのため，ガイドラインでもループ利尿薬単独で十分な利尿が得られない場合にはサイアザイド系利尿薬との併用を試みることがクラスⅠの適応とされている．しかし，この場合には低K血症さらに低Na血症が誘発される懸念がある．

MRA（＋サイアザイド）による体液管理の利点

発想を変えてみよう．ミネラルコルチコイド受容体拮抗薬（MRA）を第一選択の利尿薬として使用するのである（図1）．MRAの利尿効果は弱いものの，その下流にNa⁺再吸収を亢進する機序がないのが利点である．すでに体液貯留が解消された心不全患者であれば，新たなNa⁺貯留を予防するだけでよい．MRAだけで十分な患者も少なくない．さらに，MRAは低K血症を生じにくく，交感神経やレニン・アンジオテンシン系を抑制し，臓器保護効果があるというメリットがある．それでも利尿効果が乏しければサイアザイドを加えるとよい．このようにネフロンの下流から順次Na⁺再吸収を抑えるという方法は合理的である．すでにループ利尿薬を使用している患者にこの方法を用いると，その使用量を減らし中止することも可能になる．

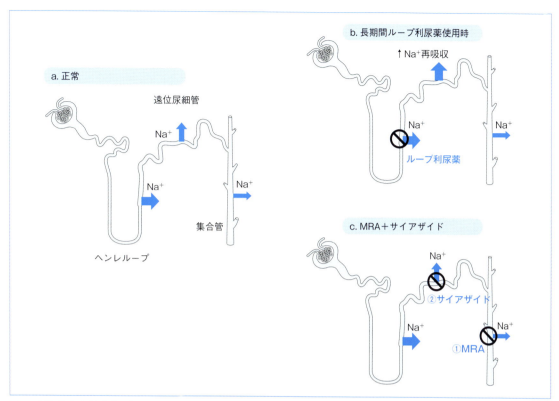

図1 尿細管から集合管における Na⁺再吸収と利尿薬の薬剤効果
a：正常ではヘンレ上行脚の Na⁺再吸収が最も多く，次いで遠位尿細管，集合管の順である．b：長期間ループ利尿薬を使用すると，ヘンレ上行脚の Na⁺再吸収は抑制されるが，遠位尿細管における Na⁺再吸収が増加し，ループ利尿薬の効果が減弱する．c：MRA を最初に用い，次にサイアザイドを用いると，相加的な利尿効果を安定的に得ることができる．

●● 文献 ●●

1) 日本循環器学会/日本心不全学会：急性・慢性心不全診療ガイドライン（2017年改訂版）．http://www.j-circ.or.jp/guideline/pdf/JCS2017_tsutui_h.pdf（2018年9月閲覧）
2) Domanski, M et al：Diuretic use, progressive heart failure, and death in patients in the Studies Of Left Ventricular Dysfunction (SOLVD). J Am Coll Cardiol 42：705-708, 2003
3) Ahmed, A et al：Heart failure, chronic diuretic use, and increase in mortality and hospitalization：an observational study using propensity score methods. Eur Heart J 27：1431-1439, 2006

腎保護効果

Q44 MRA は腎不全患者で使いにくい印象があります．腎保護効果はあるのでしょうか？

佐藤敦久

A
- MRA は「エビデンスに基づく CKD 診療ガイドライン 2018」で，心不全（収縮機能が低下した）合併，冠動脈疾患合併 CKD 患者で推奨されているが，一般の CKD 患者では推奨されていない．
- しかし MRA を RAS 阻害薬に追加することで抗蛋白尿，抗アルブミン尿効果が CKD の基礎疾患にかかわりなく報告されている．
- MRA の使い方は GFR に依存する．適切に使用できれば腎保護効果が期待されるが，治療中は高 K 血症に注意する．
- 非ステロイド型 MRA は高 K 血症を起こしにくく今後期待される薬剤である．

CKD 治療でなぜ MRA が必要か？

　ミネラルコルチコイド受容体拮抗薬（MRA）は「K 保持性利尿薬」と考えられており，高 K 血症のため進行した慢性腎臓病 chronic kidney disease（CKD）ステージではほとんど使われない．「エビデンスに基づく CKD 診療ガイドライン 2018」[1]では，心不全（収縮機能が低下した）合併，冠動脈疾患合併 CKD 患者で推奨されているが，一般の CKD 患者では推奨されていない．

　しかしレニン・アンジオテンシン系（RAS）阻害薬に MRA を上手に併用することで，さらなる降圧効果，抗アルブミン尿効果が得られる[2]．代表的な試験として日本人の高血圧・糖尿病非合併 CKD 患者を対象とした EVALUATE（The Eplerenone Combination versus Conventional Agent to Lower Blood Pressure on Urinary Anti-albuminuric Treatment Effect）がある[3]．筆者らは，MRA 治療初期に一時的な推定糸球体濾過量 estimate glomerular filtration rate（eGFR）の低下を認めるがそれは継続せず，逆に用量調整をして継続すれば長期の腎保護効果が期待できる可能性を報告した．実際，EMPHASIS-HF（Eplerenone in Mild Patients Hospitalization and Survival Study in Heart Failure）試験では，MRA により eGFR が低下したにもかかわらず総死亡率は有意に低下した．

　MRA の必要性を RAS 阻害薬との関連で解説する．蛋白尿・アルブミン尿を認めない場合，RAS 阻害薬は降圧が目標となる．しかし CKD 患者は食塩感受性高血圧のため降圧効果は鈍くなる．また治療抵抗性高血圧，夜間高血圧の合併も多い．MRA による降圧は低レニンであるほど強くなり，食塩感受性高血圧でも降圧効果は鈍らない．MRA は治療抵抗性高血圧で特に有用であり，筆者らは MRA により夜間血圧が有意に低下することを報告した[4]．蛋白尿・アルブミン尿を認める場合，RAS 阻害薬治療の優位性が高くなる．RAS 阻害薬の抗蛋白尿効果は早期に認められるが，その効果が予想に反して継続しないことが多い．これにはアルドステロンブレークスルーが関与し，MRA を追加することで有意な蛋白尿減少効果が継続する．すなわち CKD 治療で RAS 阻害薬が基本薬であるなら，全てのステージ

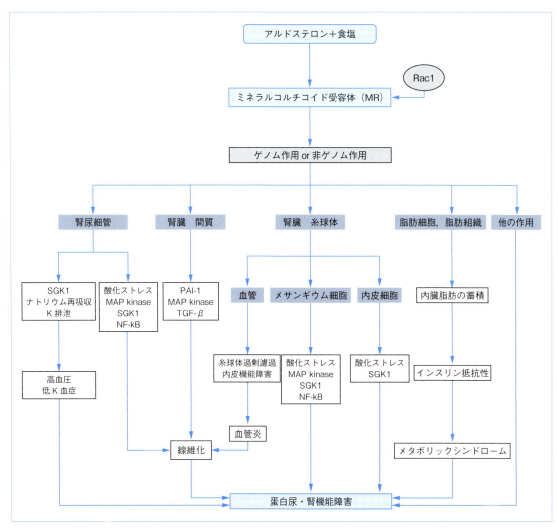

図1 アルドステロンによる腎障害
MRAはさまざまな機序を介して直接的にアルドステロンの作用を抑制する.
PAI-1：plasminogen activator inhibitor，MAP kinase：mitogen-activated protein kinase，TGF-β：transforming growth factor-beta1 形質転換増殖因子ベータ
(文献4)より引用改変)

で同時にミネラルコルチコイド受容体(MR)を抑制しておくことが有用である(図1)[4]. 透析患者でも同様である[5].

MRAをCKD患者でどう使えばいいのか？[6]

1. スピロラクトンとエプレレノンの使い分け

CKD患者でのMRAの使い方はGFRに依存する. しかしエプレレノンに「微量アルブミン尿又は蛋白尿を伴う糖尿病患者」の禁忌事項がついたため, エプレレノンは糖尿病患者ではアルブミン尿区分A1ステージしか使用できない. さらに中等度以上の腎機能障害のある患者も禁忌とされたため, CKD重症度分類でG3aの一部までしか使用できない. エプレレノンの禁忌事項がついたステージではスピロラクトンを使用することになり, CKDでは本来必要のない両薬剤の使い分けが要求される[6].

2. GFRが低下してきたら少量で使用, 隔日投与も可能

MRA治療中, 最も注意が必要なのは高K血症で

ある.そのため,できるだけ K 制限食,利尿薬や K 吸着薬の併用など K 対策を別途に取りながら治療する.GFR＞60 mL/分/1.73 m² なら必要に応じた MRA を,GFR＜60 mL/分/1.73 m² なら通常量の 1/2〜1/4 に減量するか隔日投与にする.MRA の降圧効果は用量依存であり,GFR が保持されていれば最大用量まで使用するが,スピロノラクトンは用量依存的に内分泌性副作用を認めるため 25(〜50)mg くらいで使用する.アルドステロンブレークスルーを認めた症例では,GFR が保持されていてもエプレレノンなら 50 mg,スピロノラクトンなら 12.5〜25 mg で十分である.RAS 阻害薬への追加投与となるため,高 K 血症には十分注意する.

●● 文献 ●●

1) 日本腎臓学会:エビデンスに基づく CKD 診療ガイドライン 2018,東京医学社,東京,2018
2) Dhaybi OAI, et al:Mineralocorticoid antagonists in chronic kidney disease. Curr Opin Nephrol Hypertens 26:50-55, 2016
3) Ando, K et al:Anti-albuminuric effect of the aldosterone blocker eplerenone in non-diabetic hypertensive patients with albuminuria:a double-blind, randomized, placebo-controlled trial. Lancet Diabetes Endocrinol 2:944-953, 2014
4) Sato, A:The necessity and effectiveness of mineralocorticoid receptor antagonist in the treatment of diabetic nephropathy. Hypertens Res 38:367-374, 2015
5) Quach, K et al:The safety and efficacy of mineralocorticoid receptor antagonists in patients who require dialysis:a systematic review and meta-analysis. Am J Kidney Dis 68:591-598, 2016
6) Sato, A:Mineralocorticoid receptor antagonists:their use and differentiation in Japan. Hypertens Res 36:185-190, 2013

腎保護効果

Q45 MRA は糖尿病性腎症の蛋白尿に対する効果があると聞きました．そのエビデンスと機序を教えてください

柏原直樹・板野精之

A
- MRA は糖尿病性腎症において，RAS 阻害薬との併用下において，蛋白尿減少作用を発揮する．
- 腎機能（GFR）低下を抑制し，腎不全への移行を抑制しうるかどうかは，確立されていない．
- RAS 阻害薬との併用で高 K 血症リスクも増大するため，注意が必要である．

MRA は糖尿病性腎症において蛋白尿減少作用を発揮する

糖尿病性腎症の治療において，レニン・アンジオテンシン系（RAS）阻害薬〔アンジオテンシン変換酵素（ACE）阻害薬，またはアンジオテンシンⅡ受容体拮抗薬（ARB）〕は降圧薬の第一選択薬として位置づけられている．したがってミネラルコルチコイド受容体拮抗薬（MRA）の腎保護作用は RAS 阻害薬との併用療法において，検証されている．

1．スピロノラクトン

2 型糖尿病性腎症に対して，スピロノラクトンの腎保護作用が検証されている．最大用量の RAS 阻害薬との併用による効果が無作為化二重盲検試験で検証さた[1]．8 週間のスピロノラクトン 20 mg 投与により，前値と比較して－30％の蛋白尿の減少効果が認められた．血圧値に関しても有意な降圧効果（収縮期血圧／拡張期血圧，－6 mmHg／－4 mmHg）を認めている．

2．エプレレノン

エプレレノンについても同様に 2 型糖尿病性腎症におけるアルブミン（Alb）尿減少作用が示されている．エナラプリルとの併用により，エプレレノン 50 mg 群，100 mg 群，プラセボ群の 3 群に無作為に振り分けられた[2]．この試験において，12 週間のエプレレノンの併用により有意に Alb 尿減少作用が示されている（プラセボ群：－7.4％，エプレレノン 50 mg 群：－41.0％，エプレレノン 100 mg 群：－48.4％）．高 K 血症については，エプレレノン群で有意なリスク上昇を認めていない．

3．メタ解析

2 型糖尿症性腎症を対象とした 18 のランダム化比較試験 randomized controlled trial（RCT）を解析したメタ解析が報告されている[3]．そのうち 15 研究はスピロノラクトンが，2 研究でエプレレノン，フィネレノンが投与された．いずれも RAS 阻害薬が併用されている．MRA 併用により有意な Alb 尿減少作用が示された（図 1）[3]．血圧値も有意に低下し，収縮期血圧／拡張期血圧が各々－5.6 mmHg，－2.1 mmHg 低下した．糸球体濾過量 estimate glomerular filtration rate（GFR）低下については MRA 併用による GFR 改善効果を認めなかった．高 K 血症のリスクも有意に増強し，MRA 併用により高 K 血症発症の相対リスクが 3.4 倍増加することが示された（図 2）[3]．

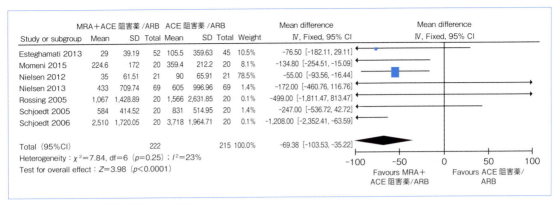

図1 MRAのAlb尿減少効果（メタ解析）
RAS阻害薬とMRA併用により，糖尿病性腎症において有意にAlb尿減少効果を認めた．
（文献3）より引用改変）

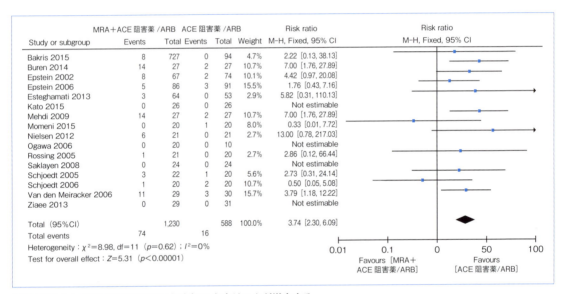

図2 MRAとRAS阻害薬併用により高K血症リスクが増大する
RAS阻害薬とMRA併用により，糖尿病性腎症において高K血症リスクが増大する．
（文献3）より引用改変）

MRAの蛋白尿減少メカニズム

アルドステロンはRASの下流に存在するホルモンであり，その主たる作用は水・電解質代謝の調節であると考えられてきた．すなわち，遠位尿細管，大腸，唾液腺，汗腺などの上皮細胞に存在するミネラルコルチコイド受容体（MR）を介して，Na再吸収を促進し細胞外液中のNa貯留を促進することが主たる役割とされてきた．しかしながら近年，心臓，血管壁，腎糸球体などの非上皮系組織にもMRが存在し，さらにアルドステロン作用にはMRを介さないものも存在することが明らかとなり，アルドステロンが広範な臓器の生理機能を調節していることが判明した．

糸球体構成細胞への作用

培養細胞や実験モデルを用いた研究によりアルド

ステロンが糸球体構成細胞に直接作用しうることが示唆されている.

糸球体上皮細胞(podocyte)にもMRが存在し,アルドステロンが作用することが示されている.ShibataらはマウスpodocyteにMRが存在し,アルドステロンを投与するとserum/glucocorticoid regulated kinase 1(SGK1)の発現が亢進することを示した.さらにアルドステロンによってニコチンアミドアデニンジヌクレオチドリン酸オキシダーゼnicotinamide adenine dinucleotide phosphate oxidase(NADPHオキシダーゼ)活性が増強し活性酸素種の産生が亢進することを示した.

腎障害モデルにおけるアルドステロンの関与

Nishiyamaらはラットに高塩食とアルドステロンを投与し腎障害モデルを作成した[4].腎皮質部組織ではNADPHオキシダーゼの構成成分であるp22phox,Nox4,gp91phoxの発現亢進と,酸化ストレスの存在も示された.同時に分裂促進因子活性化タンパク質mitogen-activated protein(MAP)キナーゼである細胞外シグナル調節キナーゼextracellular signal-regulated kinase 1/2(ERK1/2),c-Jun N末端キナーゼc-jun N-terminal kinase(JNK),big MAP kinase(BMK1)の活性化も認められた.エプレレノンあるいはsuperoxide dismutase(SOD)mimeticsであるTempolがこれらの系を抑制することにより,組織障害および尿蛋白を抑制することも示された.

Nagaseらはメタボリックシンドロームモデルであるメタボリックシンドロームラット(SHR/NDmcr-cp)において高食塩負荷が高度の腎障害を惹起することを報告した[5].興味深いことに高食塩負荷により血清アルドステロン濃度は低下したが,MR発現は亢進し,さらにSGK1の発現亢進も認め,MR経路が活性化されていることが示された.血清コルチコステロン濃度は不変であり,11βヒドロキシステロイド脱水素酵素タイプ2 11β-hydroxysteroid dehydrogenase type 2(11β-HSD2)活性の低下もないことから,発現亢進したMRを介してグルココルチコイドが臓器病変を惹起した可能性は低いと推測されている.Tempol投与により蛋白尿,腎組織病変が改善するのみならず,MR発現亢進,SGK1発現亢進も抑制され,酸化ストレスがMR経路の活性化に関与することが示された[5].

●● 文献 ●●

1) Rossing, K et al: Beneficial effects of adding spironolactone to recommended antihypertensive treatment in diabetic nephropathy: a randomized, double-masked, crossover study. Diabetes Care 28: 2106-2112, 2005
2) Epstein, M et al: Selective aldosterone blockade with eplerenone reduces albuminuria in patients with type 2 diabetes. Clin J Am Soc Nephrol 1: 940-951, 2006
3) Sun, L et al: Effects of mineralocorticoid receptor antagonists on the progression of diabetic nephropathy. J Diabetes Investig 8: 609-618, 2017
4) Nishiyama, A et al: Molecular mechanisms and therapeutic strategies of chronic renal injury: renoprotective effects of aldosterone blockade. J Pharmacol Sci 100: 9-16, 2006
5) Nagase, M: Recent topics on podocytes and aldosterone. J Ren Nutr 25: 201-204, 2015

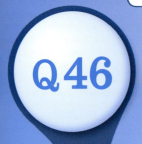

状況別使用法

Q46 75歳以上の高齢高血圧患者に対するMRAの適応と注意点に関して教えてください

山本浩一・楽木宏実

- 高齢者におけるエビデンスは乏しいが，非高齢者と同様に難治性高血圧患者，原発性アルドステロン症，低K血症，左室収縮障害を伴う心不全を有する高血圧患者が適応となる．
- 高齢者へのMRA投与は少量から開始し緩徐に増量していくなどの工夫が必要である．
- 高齢者では腎機能悪化，高K血症などの有害事象が増加するため注意する．

高齢高血圧患者に対するMRAの適応は？

高齢者に対するミネラルコルチコイド受容体拮抗薬(MRA)の適応を推奨するエビデンスは乏しい．駆出率が低下した心不全 heart failure with reduced ejection fraction (HFrEF) に対するアルダクトンの有効性を示したRALES (Randomized Aldactone Evaluation Study) 試験，軽症のHFrEFに対するエプレレノンの有効性を示したEMPHASIS-HF (Eplerenone in Mild Patients Hospitalization and Survival Study in Heart Failure) 研究の参加者の平均年齢はそれぞれ65歳，69歳であった．また，治療抵抗性高血圧に対する第四次薬としてスピロノラクトンが降圧に有用であったことが報告されているASCOT-BPLA (Anglo-Scandinavian Cardiac Outcomes Trial-Blood Pressure Lowering Arm) 試験や，スピロノラクトンの治療抵抗性高血圧に対する降圧効果がα遮断薬やβ遮断薬よりも優れることを示したPATHWAY-2試験の参加者の平均年齢はそれぞれ63歳，61歳であった．したがってこれらの大規模臨床試験の結果から得られる推奨を75歳以上の高齢者に直ちに当てはめることはできない．

一方，平均年齢74歳のアンジオテンシン変換酵素(ACE)阻害薬かアンジオテンシンⅡ受容体拮抗薬(ARB)を含む降圧薬を内服中の日本人高齢高血圧患者20人を対象にしてエプレレノン(平均37.5mg)の降圧効果を検討した研究では血中心房性ナトリウム利尿ペプチド atrial natriuretic peptide (ANP) や脳性ナトリウム利尿ペプチド brain natriuretic peptide (BNP) の減少と共に24時間血圧が有意に減少することが示されている(表1)[1]．

駆出率が保たれた心不全 heart failure with preserved ejection function (HFpEF) を有する高齢女性(平均年齢70歳)に対する25mgのスピロノラクトン投与はプラセボ投与に比べて心エコーにおける左室拡張能と臨床症状を改善させることが報告されている[2]．

また，心不全を有さない高齢者を対象に25mgのスピロノラクトンが身体機能や quality of life (QOL) に及ぼす影響を検討した研究がある[3]．同研究では，平均年齢75歳の参加者に対する20週間のスピロノラクトン投与はプラセボ投与に比べて一次アウトカムである身体機能は改善しなかったが，二次アウトカムであるQOLのスコアを改善させた．

表1 高齢者に対するエプレレノンによる降圧効果

	開始前	24週後	p値
診察室収縮期血圧(mmHg)	162.7±22.6	149.6±23.9	0.006
診察室拡張期血圧(mmHg)	80.3±11.1	75.8±13.1	0.119
診察室脈拍(bpm)	61.7±8.7	64.0±10.0	0.271
24時間収縮期血圧(mmHg)	143.1±15.3	132.0±11.9	<0.001
24時間拡張期血圧(mmHg)	79.8±6.0	74.4±8.8	0.001
24時間脈拍(bpm)	65.1±6.4	67.2±7.7	0.193
日中収縮期血圧(mmHg)	149.4±18.0	138.8±15.2	<0.001
日中拡張期血圧(mmHg)	83.6±7.6	78.4±10.0	0.005
日中脈拍(bpm)	70.4±7.7	71.8±8.8	0.449
夜間収縮期血圧(mmHg)	132.8±15.0	120.0±12.1	<0.001
夜間拡張期血圧(mmHg)	73.6±6.8	67.3±8.2	0.002
夜間脈拍(bpm)	55.8±5.3	59.1±6.7	0.058
夜間収縮期血圧dipping(%)	−10.7±8.1	−13.0±10.2	0.352

(文献1)より引用)

このように高齢者におけるMRAの投与は少数例での検討では有効性を認めることが示されている.したがって,非高齢者で投与が推奨される難治性高血圧(Ca拮抗薬,利尿薬,ARBかACE阻害薬の3剤を併用しても降圧不良な高血圧),原発性アルドステロン症,低K血症,左室収縮障害を伴う心不全を有する高血圧患者に対しては,高齢者においても投与を考慮すべきである.ただし,高齢者では予後改善のエビデンスが乏しく有害事象が増加することを念頭に,慎重にその適応を決定すべきである.

高齢高血圧患者に対するMRA投与の注意点は?

高齢者はMRA投与による有害事象が生じやすく,少量から開始し緩徐に増量していくなどの工夫が必要である.MRAはその薬理作用から投与開始後にクレアチニンの上昇〔推定糸球体濾過量estimate glomerular filtration rate(eGFR)の低下〕を伴うことが多いが,特に蛋白尿を有する患者に対して長期的には腎機能保護効果を有することが明らかになっている.しかし投与前のeGFRの低い高齢者に対するMRAの投与が長期的な腎機能に及ぼす影響に関してはエビデンスがなく,さらなる腎機能悪化を招く危険もあり投与に慎重であるべきである.高K血症は加齢で増加し,致死的イベントを誘発することもあるため開始後に慎重なモニタリングが必要となる.高K血症の加齢以外の危険因子として腎機能低下,ARBやACE阻害薬との併用,非ステロイド性抗炎症薬non-steroidal anti-Inflammatory drug(NSAID)の併用などがあり,このような危険因子を有する高齢者では特に注意を要する.特に脱水時には低Na血症を伴う高K血症を伴いやすく,MRA内服高齢者に対して水分,食事摂取不良を伴う病態時には病院受診を積極的に勧めることや,夏場の脱水を避ける指導などが必要となる.年齢と特にスピロノラクトンに伴う女性化乳房との関連は明らかではないが,女性化乳房に伴う乳房痛などは男性高齢者のQOL低下につながることがあることから,中止やエプレレノンへの変更など早期の対応が必要となる.

文献

1) Yano, Y et al : Efficacy of eplerenone added to renin-angiotensin blockade in elderly hypertensive patients : the Jichi-Eplerenone Treatment (JET) study. J Renin Angiotensin Aldosterone Syst 12 : 340-347, 2011
2) Kurrelmeyer, KM et al : A. Effects of spironolactone treatment in elderly women with heart failure and preserved left ventricular ejection fraction. J Card Fail 20 : 560-568, 2014
3) Burton, LA et al : Effect of spironolactone on physical performance in older people with self-reported physical disability. Am J Med 126 : 590-597, 2013

状況別使用法

Q47 高血圧を合併する2型糖尿病患者にMRAを使用するメリットと注意点を教えてください

柴田洋孝

A
- 糖尿病に合併する治療抵抗性高血圧では，ARBまたはACE阻害薬（第一選択薬）にCa拮抗薬や利尿薬に加えてMRAの併用が有効である．
- 注意点としては，特に腎機能低下がある症例では高K血症の出現であり，血清K濃度の定期的なモニタリングが必要である．

糖尿病に合併する高血圧に対するMRAの適応は？

　糖尿病に合併する高血圧に対する降圧薬としては，アンジオテンシンⅡ受容体拮抗薬（ARB）またはアンジオテンシン変換酵素（ACE）阻害薬が第一選択薬である．降圧効果が不十分な時には，Ca拮抗薬や利尿薬を順に併用すべきであると「高血圧治療ガイドライン2014（JSH2014）」でも推奨している．そして，利尿薬を含む降圧薬3剤でも140/90mmHg以下に血圧がコントロールされない治療抵抗性高血圧の症例では，ミネラルコルチコイド受容体拮抗薬（MRA）の併用が有効である．現在までに，治療抵抗性高血圧に対するMRAの投与の有効性は多くの後ろ向き研究で示されている[1]．大半の報告では，スピロノラクトンの少量投与の有効性が示されているが，副作用として女性化乳房，月経不順，勃起障害などの性ホルモン関連副作用が多いのが注意点である．

糖尿病に合併する高血圧になぜMRAが有効なのか？

　MRは血中アルドステロンまたはコルチゾールがリガンドとして結合することで活性化されるために，原発性アルドステロン症やCushing症候群ではミネラルコルチコイド受容体（MR）活性化の結果，高血圧や低K血症を呈する．しかし，糖尿病，慢性腎臓病chronic kidney disease（CKD），肥満などの症例の一部では，血中アルドステロンやコルチゾールが正常範囲でもMRが活性化されて治療抵抗性高血圧を呈する症例があり，MRAが非常に有効な降圧効果を示すことから，「MR関連高血圧（MR-associated hypertension）」[2]という病態としてとらえられる．

　糖尿病がMR関連高血圧の一部となるメカニズムとしてはいくつかの機序が推測される．まず第一に，JSH2014のガイドラインでも，ARBまたはACE阻害薬が第一選択薬として推奨されているが，これらの投薬の半年以降になり，血漿アルドステロン濃度が一旦低下した後に再上昇するアルドステロンブレークスルー現象が認められるとMR活性化の原因となる．第二に糖尿病では慢性的な高血糖状

態により，腎臓の皮質集合管細胞においてニコチン酸アデニンジヌクレオチドnicotinamide adenine dinucleotide（NAD）が減少してコルチゾール代謝酵素である11β-水酸化ステロイド脱水素酵素タイプⅡ11β-hydroxysteroid dehydrogenase type 2（11β-HSD2）の酵素活性が低下して，腎臓の局所のコルチゾール濃度が上昇するために，MR活性化が惹起される．第三に，慢性的な高血糖はMRの翻訳後修飾としてプロテインキナーゼCベータ（PKCβ）によるリン酸化[3]や，糖鎖修飾〔O結合型β-N-アセチルグルコサミンO-linked. N-acetyl-glucosamine（O-GlcNAc）修飾〕が亢進して，MR蛋白のユビキチン化が抑制されMR蛋白レベルが増加することによりMR活性化が惹起される．以上の複数の機序が合わさることにより，糖尿病では血漿アルドステロン濃度の上昇を伴わずにMR活性化を来す（MR関連高血圧）ことからMRAが有効となる（図1）．

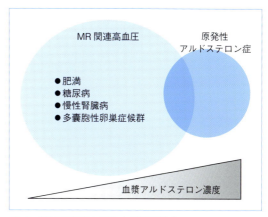

図1 MR関連高血圧および臓器障害
原発性アルドステロン症は血漿アルドステロン濃度高値によるMR活性化により高血圧となる．一方，肥満，糖尿病，慢性腎臓病などのMR関連高血圧では血漿アルドステロン濃度は正常範囲ながらさまざまな機序でMR活性化が惹起されるためにMRAが治療に有効である．

MRAの使い分け

糖尿病などに合併する治療抵抗性高血圧には，スピロノラクトンの少量併用の有効性が示されているが，副作用として女性化乳房，月経不順，勃起障害などの性ホルモン関連副作用が多いのが注意点である．また，糖尿病に合併する高血圧において，推定糸球体濾過量 estimate glomerular filtration rate（eGFR）＜60mL/分/1.73m^{2}のCKDでは先行薬のARBまたはACE阻害薬とMRAの併用により高K血症のリスクが高くなるため，血清K濃度の定期的なチェックは不可欠である[4]．

エプレレノンは，スピロノラクトンの性ホルモン関連副作用が少ないため，若年にも投与しやすいが，蛋白尿陽性の糖尿病症例では原則禁忌とされているために投与できない．したがって，糖尿病性腎症の3期以降ではスピロノラクトンの適応となる．しかし，これはエプレレノンが糖尿病症例に投与できないからではなく，蛋白尿陽性の糖尿病症例にエプレレノンを投与した結果，アルブミン（Alb）尿は減少するが，高K血症の頻度が高くなることが理由である．つまり，MRAは糖尿病腎症におけるAlb尿を減少させるというエビデンスは多く，有効性が期待される薬剤であるが，エプレレノンは蛋白尿陽性の糖尿病症例ではeGFRが低下したCKD症例が多いために高K血症のリスクが高いということで，糖尿病性腎症に合わないわけではない．

文献

1) Carey, RM et al：Resistant Hypertension：Detection, Evaluation, and Management：A Scientific Statement From the American Heart Association. Hypertension 72：e53-90, 2018
2) Shibata, H et al：Mineralocorticoid receptor-associated hypertension and its organ damage：clinical relevance for resistant hypertension. Am J Hypertens 25：514-523, 2012
3) Hayashi, T et al：High Glucose Stimulates Mineralocorticoid Receptor Transcriptional Activity Through the Protein Kinase Cβ Signaling. Int Heart J 58：794-802, 2017
4) Sinnott, SJ et al：Biochemical monitoring after initiation of aldosterone antagonist therapy in users of renin-angiotensin system blockers：a UK primary care cohort study. BMJ Open 7：e018153, 2017

MRAの副作用とその対策

Q48 MRAで誘発される高K血症の機序とそのハイリスク群を教えてください

東　晴彦・山口　修

A
- アルドステロンは集合管においてNa$^+$を再吸収すると共にK$^+$の分泌を促進する作用を有する．
- MRAはアルドステロンと拮抗的に作用することで集合管でのK$^+$分泌を抑制するため高K血症を生じうる．
- MRAによる高K血症は，高齢者，腎機能障害，RAS阻害薬の併用，糖尿病の合併などがハイリスク群となる．

なぜMRAで高K血症が誘発されるのか？

　ミネラルコルチコイド受容体拮抗薬(MRA)はいわゆるK保持性利尿薬として知られる心不全治療薬の1つである．アルドステロンは副腎の球状帯で合成されるミネラルコルチコイドであり，尿の最終的な組成が決定される遠位ネフロンにおいて重要な役割を果たしている．
　遠位ネフロンである集合管が担う機能として，水の再吸収の他，Na$^+$再吸収とK$^+$分泌がある．**図1**に集合管の主細胞におけるNa$^+$とK$^+$の輸送機構を示す．アルドステロンは側底膜から細胞内に入り，ミネラルコルチコイド受容体(MR)と結合すると，管腔側膜のNa$^+$チャネル数を増加させ，それによりNa$^+$の再吸収が促進され管腔内の電荷が負に傾く．そうなると管腔側膜のK$^+$チャネルを介するK$^+$分泌が促進されることになる．また，アルドステロンはMRを介して間質側のNa$^+$-K$^+$ATPaseポンプも活性化させるため，細胞内にK$^+$が移行し分泌されうるK$^+$プールが増加する．
　これらの作用により，アルドステロンは遠位ネフロンにおいてNa$^+$再吸収とK$^+$分泌を促進するが，

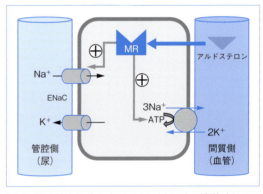

図1　集合管主細胞におけるNa$^+$とK$^+$の輸送系とMRの役割
ATP：adenosine triphosphate アデノシン三リン酸，
ENaC：epithelial sodium channels 上皮型Naチャネル

MRAはこの作用を抑制するためNa$^+$利尿とともにK$^+$排泄が抑制され高K血症を来しうる．集合管におけるK$^+$の分泌は尿中K排泄の大部分を占めることから，ここでのMRAによるK$^+$分泌抑制作用は血中のK濃度に強く影響することになる．
　したがって，MRAはループ利尿薬やサイアザイド系利尿薬と異なり，血清Kを保持することがその特徴の1つであるが，言い換えると高K血症のリスクを負うということになる．

高K血症のハイリスク群は？

MRA投与により高K血症の副作用が生じると重篤なものでは生命に関わることもあるため，事前にハイリスク群を把握しておくことは臨床上重要である．

まず，患者の要因としては高齢であることと腎機能障害がハイリスクとなる．本邦の「急性・慢性心不全診療ガイドライン」においても推算糸球体濾過値 estimate glomerular filtration rate（eGFR）＜30mL/分の場合には投与開始にあたって慎重でなければならないとされている[1]．MRA開始時に腎機能障害がなくても，特に高齢者においては脱水や非ステロイド性抗炎症薬 nonsteroidal anti inframatory drug（NSAID）が併用されることも多く，容易に腎機能の増悪を来すことがあるため，定期的に血清K値とクレアチニン値を測定することが望ましい．

次に，併用する薬剤の要因としてMRAと同様にレニン・アンジオテンシン系（RAS）を阻害する薬剤は全て腎でのK排泄は減少する方向に傾くため，アンジオテンシン変換酵素（ACE）阻害薬やアンジオテンシンⅡ受容体拮抗薬（ARB），レニン阻害薬との併用は高K血症のハイリスク群と認識する必要がある．また，$β_2$受容体刺激はNa$^+$-K$^+$ATPaseを活性化することが知られており，β遮断薬の投与により細胞内へのK$^+$取り込みが抑制されることで高K血症を引き起こす可能性がある．

さらに，コントロール不良の糖尿病もまた高K血症のハイリスク群となる．インスリンの欠乏は細胞内へのK$^+$の移行を抑制し，高血糖と高浸透圧血症になることで細胞外液へのK$^+$移行を促進するためである．

これらのことから，心不全治療に用いられる多くの薬剤や併存するさまざまな病態が高K血症のリスクを上昇させることを念頭に置いて診療にあたることが重要である．

本当にMRAに関連する高K血症か？

国内外の大規模臨床試験の結果から，特に左室駆出率35％未満の有症候性心不全においては禁忌がない限り全例にMRAの投与が推奨されている．しかしながら，主に高K血症リスクを懸念して処方されていない症例をしばしば経験する．確かにMRAの投与により高K血症のリスクは増加するものの，高K血症を認めた症例のうち46％はMRAに関係のない原因であったとの報告もある．MRA投与中に高K血症を来した場合には，その原因が何であるかしっかりと見極めたうえでMRAを本当に中止すべきか判断することが求められる．

●● 文献 ●●

1) 日本循環器学会／日本心不全学会：急性・慢性心不全診療ガイドライン（2017年改訂版）．http://www.j-circ.or.jp/guideline/pdf/JCS2017_tsutsui_h.pdf（2018年9月閲覧）

●● 参考文献 ●●

1) Go, AS et al：Chronic kidney disease and the risk of death, cardiovascular events, and hospitalization. N Engl J Med 351：1296-1305, 2004
2) Sarwar, CM et al：Hyperkalemia in heart failure. J Am Coll Cardiol 68；1575-1589, 2016
3) Vukadinovic, D et al：True rate of mineralocorticoid receptor antagonists-related hyperkalemia in placebo-controlled trials：A meta-analysis. Am Heart J 188：99-108, 2017

MRAの副作用とその対策

Q49 MRAの高K血症対策：どこまで許容し，どのように対応したらよいのか教えてください

大西勝也

A
- 心不全においては血清K値4.5～5.5mmol/Lが推奨される．
- 血清K値5mmol/L以上であれば，MRAの新規投薬は控える．
- 血清K値5.5mmol/L以上であれば，MRAの減量・休薬を考慮する．

MRA投与時に推奨される血清K値

ミネラルコルチコイド受容体拮抗薬（MRA）の使用において，血清K値上昇の懸念をもつ医師は少なくない．MRAはK保持性利尿薬という名前がついているように，遠位尿細管のアルドステロン依存性のNa^+/K^+交換系に作用し，K^+の排泄を抑制し，血清K値を上昇させる．MRA投与下では，理論上K摂取量に比例して，血清K値は上昇する．心不全患者における，Kの適正値に関して明確な根拠はないが，血清K値が低下すると，致死性不整脈が増加する[1]．また，心不全患者で血清K値が低下すると生命予後は低下するため，循環器疾患，特に心筋障害を伴う疾患であれば，比較的高値で管理するほうが安全である．したがって，高血圧であれば3.5～5.0mmol/L，虚血性心疾患であれば4.5～5.5mmol/L，心不全であれば4.5～5.5 mmol/Lが一般的に推奨されている[2]．

一方，高K血症も，心不全患者の生命予後を低下させると報告されている．しかし，高K血症を起こす患者においては，潜在的な腎機能異常を有しており，補正すると血清K値5.5mmol/Lまでは許容範囲であると考えられる．6.0mmol/L以上になると，補正後も生命予後の低下をもたらすため，休薬したほうがよいと考える．

高K血症を併存する心不全においては，以下のように対応する（図1）．
1) 血清K値5.0～5.4mmol/Lでは，MRAの新規投与を控える．すでに投与されている患者には，継続的に血清K値をモニターする．
2) 血清K値5.5～5.9mmol/L以上では，患者の状況をみながらMRAを半分に減量し，さらに上昇するようであれば，さらに半分（必要に応じて隔日）に減量する．それでも高値が続けば休薬する．
3) 血清K値6.0mmol/L以上では，一旦休薬する．そして，K上昇を惹起する他の因子を除外して，K値が低下したのを確認し，その時点で患者がMRAを必要な状態であれば，MRAは重要な心不全の治療薬であるので，可能な限り再開する．

血清K値で注意すべきこと

血清K値を評価する際，注意しなければいけないのは，測定値のエラーである．開業医から送られたデータは，検査を外部委託している場合があるので，一次検体（患者から採取された直後の血液）の

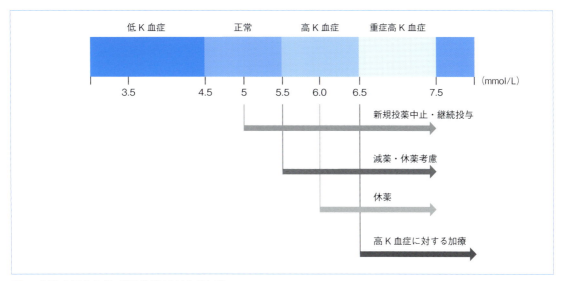

図1 慢性心不全患者の適正血清K値と対処法

搬送時間と温度の影響は重要である[3]．原則として，すべての一次検体は採取から1時間以内の遠心分離が必要だが，特にK検査においては，一次検体採取後容器に入れ，血液凝固後できるだけ速く血清分離をする必要である．しかし，開業医は，遠心分離がされていない全血の状態で血液が搬送されるケースが稀ではない．その場合，赤血球中にNa$^+$-K$^+$ポンプ活性があるため，血清K値は上昇しやすくなるが，室温（18〜24℃）で保存すると，その影響は比較的少ないと考えられている．しかし，血清分離までの時間が長くなればなるほど，血清K値は高値となる．また，冷蔵保存すると赤血球の溶血や血小板の破壊の影響でさらに血清K値は上昇し，10時間後にはK値は元の値に比べて1mmol/L上昇する．一方，全血を高い温度（30℃）で保存すると，赤血球が解糖するときにKを必要とし，血漿中のブドウ糖の取り込みの際に血清Kも同時に赤血球内に移動するため，血清K値は低くなる．

また，採血の手技により血清K値は変動する．採血に手間がかかり，駆血帯の使用時間が長い場合，アシドーシスとなり血清K値は1.0mmol/L上昇する．採血時の強い吸引により，赤血球や血小板が破壊され，血清K値は上昇する．赤血球数や血小板数の急激な低下をみたときは，注意が必要である．

異常な血清K値をみたとき，すぐMRAを休薬するのではなく，実際の値かあるいは検査値の異常かを，まず再検査して確認するという姿勢が重要である．

•● 文献 ●•

1) Nordrehaug, JE et al：Serum potassium concentration as a risk factor of ventricular arrhythmias early in acute myocardial infarction. Circulation 71：645-649, 1985
2) Macdonald, JE et al：What is the optimal serum potassium level in cardiovascular patients? J Am Coll Cardiol 43：155-161, 2004
3) 濱崎直孝ほか：臨床検査の正しい仕方―検体採取から測定まで．克誠堂出版，東京，2008

MRAの副作用とその対策

Q50 MRAの禁忌に関して教えてください

松永圭司・南野哲男

A
- MRAであるスピロノラクトン・エプレレノンはいずれも高K血症に投与禁忌であるが、特にエプレレノンは投与開始時に血清K値が5.0mmol/Lを超えている場合で禁忌と数値が明記されているため注意が必要である．
- K製剤を投与中の症例ではエプレレノンの使用は禁忌である．
- タクロリムスを投与中の患者ではスピロノラクトンの使用は禁忌である．

はじめに

薬剤の投与禁忌については，添付文書に記載の内容を十分に確認することが基本であることは言うまでもないが，本項ではその中でも日常臨床で遭遇する頻度の高い注意すべき禁忌項目について中心に述べる．一部はスピロノラクトン・エプレレノンの使い分けに関する項目は別項（Q21，48頁）にも記載しているため参照されたい．

高K血症に対する投与禁忌

両薬剤ともに高K血症の副作用があるため，高K血症に対する使用は禁忌である．エプレレノンは添付文書に"投与開始時に血清K値が5.0mEq/Lを超えている症例は禁忌"と数値が明記されているため，そのような症例ではエプレレノンは禁忌となるため注意が必要である．

しかし，国内で一般的に高K血症の基準とされる血清K値5.0mmol/L以上は，心機能の低下した心不全症例では9％程度で認められるとされており[1]，臨床の現場では厳重な観察や薬剤の用量調整を行いながら投与を継続することが多いと考える．

また，心不全加療により循環が安定化することで腎機能も改善し，血清K値が安定する症例もしばしば経験されることから，ミネラルコルチコイド受容体拮抗薬（MRA）服用中の心不全患者に対しては，治療上の有益性が上回ると判断される場合には，血清K値5.0～5.4mmol/Lであれば，Fudimらの報告[1]を参考にMRAを慎重に投与継続することも考慮する（図1）．

K製剤投与中の禁忌

K製剤投与中の患者にはエプレレノンの投与は禁忌であるため注意が必要である．MRAの副作用として一般的には高K血症が知られるが，一方で重篤な低K血症も心不全症例の3％程度で認められる[2]．

慢性心不全の急性増悪期や多臓器不全からの回復期に重篤な低K血症を呈する症例をしばしば経験する．慢性心不全症例では血清K値が4.0mmol/Lを下回ると予後が不良であると報告されているため（図2）[2]，不整脈予防の観点からもMRA投与中の患者であっても，重篤な低K血症を呈する症例ではK製剤の投与による補正を慎重にモニタリングしながら行う必要がある．そのような場合にエプレ

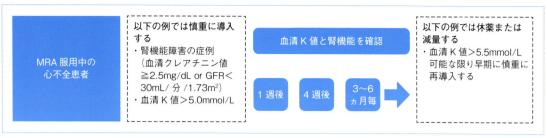

図1 MRA服用中の心不全患者における血清K値管理法
GFR：glomerular filtration rate 糸球体濾過率
（文献1）より引用改変）

レノンが投与されている場合は添付文書上禁忌となるため注意が必要である．

タクロリムスを投与中の患者での禁忌

タクロリムスはシクロスポリンとともに免疫抑制療法のキードラッグであり，近年ではさまざまな疾患に対して使用されている．その一方で，タクロリムスは心肥大から心不全を来しうることが知られており[3]，タクロリムスを服用中の症例で心不全治療を行う症例は今後も増加してくる可能性がある．タクロリムス使用中の症例では添付文書上ではスピロノラクトンが禁忌となるため注意が必要である．

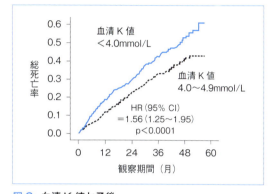

図2 血清K値と予後
HR：hazard ratio, CI：confidence interval
（文献2）より引用改変）

●● 文献 ●●

1) Fudim, M et al：2018. Hyperkalemia in Heart Failure Probably Not O "K". J Am Heart Assoc 7：e009429. DOI：10.1161/JAHA.118.009429.

2) Bowling, CB et al：Hypokalemia and outcomes in patients with chronic heart failure and chronic kidney disease：findings from propensity-matched studies. Circ Heart Fail 3：253-260, 2010

3) Qureshi, W et al：Clinical predictors of post-liver transplant new-onset heart failure. Liver Transpl 19：701-710, 2013

PART 3

次世代MRAの可能性を探る

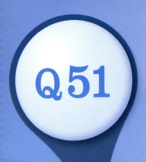

Q51 非ステロイド型MRAとはどのようなものでしょうか？

佐藤敦久

- 現在使用可能な第一世代（スピロノラクトン），第二世代（エプレレノン）MRAはステロイド骨格を有している．
- したがって腎臓への親和性が高く，高K血症，腎機能障害などの副作用が問題となる．
- 非ステロイド型MRAはステロイド骨格をもたず，腎臓と心臓への親和性がほぼ等しい．
- 副作用や禁忌事項のためMRAの適応であっても使用しにくかった病態でも，非ステロイド型MRAは期待される薬剤である．

ステロイド骨格を有する第一世代，第二世代MRAの限界（表1）

ミネラルコルチコイド受容体（MR）をターゲットとした降圧薬の開発史は古く，アルドステロンが発見された1953年から4～5年後にはステロイド骨格の側鎖を変えてミネラルコルチコイド受容体拮抗薬（MRA）合成の研究が開始されている．第一世代MRAとしてスピロノラクトンが1963年に使用可能となった．上皮組織である腎臓への親和性が非上皮組織である心臓に比べ約6倍高く，「K保持性利尿薬」として臨床使用された．しかし1999年に発表されたRALES（Randomized Aldactone Evaluation Study）試験は，スピロノラクトンが単なる利尿薬ではなく，直接心臓に作用し「心保護薬」であることを明らかにした．ところが同時に，スピロノラクトンの課題も明らかになり，高K血症，腎機能障害，女性化乳房などの副作用が問題になった．これはステロイド骨格を基盤にするためK保持効果が強く出ることと，スピロノラクトンのMR選択性の低さに由来するものである．

MR選択性の問題を解決できたのが第二世代MRAのエプレレノンである．高いMR選択性のため，スピロノラクトンで認めた内分泌性副作用はほとんどなくなったが，やはりステロイド骨格を有するため腎臓への親和性が心臓に比べ高いという特徴をもつ．EPHESUS（Eplerenone Post-Acute Myocardial Infarction Heart Failure Efficacy and Survival Study）試験，EMPHASIS-HF（Eplerenone in Mild Patients Hospitalization and Survival Study in Heart Failure）研究では，慎重に除外項目を付けたにもかかわらず高K血症が有意に多かった．これはステロイド型MRAの限界と考えられる．さらに「微量アルブミン尿または蛋白尿のある糖尿病患者」，「クレアチニン（Ccr）＜50 mL/分の患者」で使用禁忌が付き，特に糖尿病患者での使用がきわめて複雑になった[1,2]．

非ステロイド型MRAの開発と臨床応用への期待

MRブロックの臨床的な重要性が明らかになるに

表1 各世代別MRAの特徴

	第一世代MRA ステロイド骨格 スピロノラクトン	第二世代MRA ステロイド骨格 エプレレノン	第三世代MRA 非ステロイド骨格
適応症	高血圧症（本態性，腎性など） 心性・腎性・肝性・特発性浮腫 悪性腫瘍に伴う浮腫および腹水，栄養失調性浮腫 原発性アルドステロン症の診断および症状の改善	高血圧症，慢性心不全	高血圧，慢性心不全，糖尿病，慢性腎臓病などで治験が進行中 ジヒドロピリジン誘導体；開発コードCS-3150（エサキセレノン），開発コードBR-4628，BAY94-8862（フィネレノン）など ピラゾリン誘導体；開発コードPF-3882845，R-14cなど スルホンアミド誘導体；開発コードSM-368229，DSR-71167など
禁忌	無尿または急性腎不全の患者 高K血症の患者 アジソン病の患者 タクロリムス，エプレレノン，ミトタンを投与中の患者 本剤に対し過敏症の既往歴のある患者	高K血症もしくは血清K値が5mmol/Lを超えている患者 微量アルブミン尿または蛋白尿を伴う糖尿病患者 中等度以上の腎機能障害（Ccr＜50mL/分）のある患者 重度の肝機能障害のある患者 K製剤，K保持性利尿薬を投与中の患者 イトラコナゾール，リトナビル，ネルフィナビルを投与中の患者 本剤の成分に対し過敏症の既往歴のある患者	
用量	50〜100mg/日	50〜100mg/日	
特徴	・エプレレノンに比べMRに対するIC$_{50}$値が低く，約40倍MR拮抗作用が強い．肝臓で代謝された後，いくつかの代謝産物ができるがそれらの代謝産物もMR拮抗作用を持ち，全体として強いMR拮抗作用を発揮する． ・MR選択性が低く，プロゲステロン受容体，アンドロゲン受容体にも作用するため，濃度依存的な内分泌性副作用を認める． ・糖尿病性腎症，腎機能障害の程度による禁忌事項はないが，内分泌性副作用，高K血症を避けるため少量で他剤と併用する．	・スピロノラクトンに比べMR選択性がきわめて高い． ・それ自体が活性体であり，代謝産物はMR拮抗作用を持たない．MRに対するIC$_{50}$値はスピロノラクトンより高く，総合的にスピロノラクトンよりMR拮抗作用は弱い． ・禁忌事項のため，糖尿病合併CKDでは大変使いにくい．eGFRによる使い分けも必要である．	・MRを選択的に，強く抑制できる．第一世代と第二世代MRAの良いところを併せもつ ・心臓と腎臓に同等に分布し，相対的に非上皮組織MR拮抗効果が強くなった． ・高K血症の頻度が少ない． ・副作用や禁忌事項のため，MRAの適応あっても使用しにくかった病態でも効果が期待される．

IC$_{50}$：50％阻害濃度，CKD：chronic kidney disease 慢性腎臓病，eGFR：estimate glomerular filtration rate 推定系球体濾過量

つれて，現行のステロイド型MRAの限界を改善すべく，ステロイド骨格を持たない新規のMRAの開発が行われた．Dietzらは，ジヒドロピリジン系Ca拮抗薬の中でもニモジピン，フェロジピンに強いMR拮抗作用があることを報告した（図1）[3]．ジヒドロピリジン系Ca拮抗薬はアルドステロンとMRのリガンド結合領域で競合し，アルドステロンによるcofactorのリクルートメントを阻害しアル

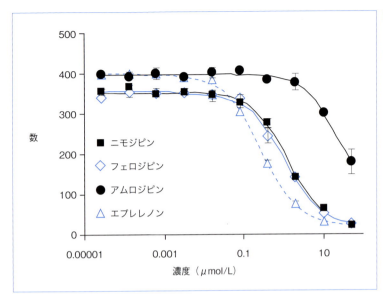

図1 Binding assay；ジヒドロピリジン系Ca拮抗薬は，MRのリガンド結合領域でアルドステロンと拮抗する

(文献3)より引用改変)

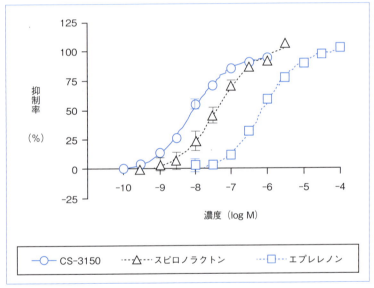

図2 CS-3150（エサキセレノン）はスピロノラクトン，エプレレノンより強くアルドステロンのMR結合を抑制

(文献4)より引用改変)

ドステロン/MRによる転写活性を抑制する．ジヒドロピリジン系Ca拮抗薬の骨格を基本にした第三世代MRAのエサキセレノン（esaxerenone：開発コードCS-3150）は，MR選択性，拮抗作用がともに高い（第一，第二世代MRAの良さを併せもつ）（図2，表2)[4]．その他，ピラゾリン誘導体（開発コードPF-3882845など），スルホンアミド誘導体（開発コードSM-368229，DSR-71167など）を基本骨格とする非ステロイド型MRAも開発が進んでいる[5]（表1)．

フィネレノン（finerenone：開発コードBAY94-8862）は，経口投与すると心臓，肺，肝臓，腎臓などに分布し，特徴的なのは心臓と腎臓との同等な分布である．これが非ステロイド型MRAの最大の特徴で，高K血症の発症率が低下する．ARTS (mineralocorticoid receptor antagonist tolerability study) 試験では軽度の慢性腎臓病合併駆出率低下心不全患者を対象にして，フィネレノン5〜10mg

表2 CS-3150(エサキセレノン)はMR選択性が大変高い

Test compound	IC_{50} (nM)			
	MR	GR	AR	PR
CS-3150	9.4	>10,000	>10,000	>10,000
スピロノラクトン	36	764	133	1,200
エプレレノン	713	3,060	>100,000	>100,000

MR：mineralocorticoid receptor. GR：glucocorticoid receptor. AR：andorogen receptor. PR：progesterone receptor.

(文献4)より引用改変)

がスピロノラクトン25〜50mgとほぼ同等の効果を示し、高K血症、腎機能低下の副作用が少ないことが示された[6]．非ステロイド型MRAはMRを強く、かつ選択的に抑制でき高K血症の副作用が緩和される．このことはレニン・アンジオテンシン系renin-angiotensin system (RAS) 阻害薬との併用、腎機能障害患者での使用に大きなメリットとなる．アルドステロンの心腎血管系への有害作用を考えた際、非ステロイド型MRAが早く臨床応用されることが期待される．

●● 文献 ●●

1) Sato, A：Mineralocorticoid receptor antagonists：their use and differentiation in Japan. Hypertens Res 36：185-190, 2013

2) Sato, A：The necessity and effectiveness of mineralocorticoid receptor antagonist in the treatment of diabetic nephropathy. Hypertens Res 38：367-374, 2015

3) Dietz, JD et al：A number of marketed dihydropyridine calcium channel blockers have mineralocorticoid receptor antagonist activity. Hypertension 51：742-748, 2008

4) Arai, K et al：Pharmacological profile of CS-3150, a novel, highly potent and selective non-steroidal mineralocorticoid receptor antagonist. Eur J Pharmacol 761：226-234, 2015

5) Gomez-Sanchez, EP：Third-generation mineralocorticoid receptor antagonists：Why do we need a fourth? J cardiovasc pharmacol 67：26-38, 2016

6) Pitt, B et al：Safety and tolerability of the novel non-steroidal mineralocorticoid receptor antagonist BAY94-8862 in patients with chronic heart failure and mild or moderate chronic kidney disease：a randomized, double-blind trial. Eur Heart J 34：2453-2463, 2013

Q52 非ステロイド型MRAはスピロノラクトン，エプレレノンと異なり，どのような利点があるのでしょうか？

柴田　茂

A
- スピロノラクトンは選択性の点で，エプレレノンは力価の点で課題があった．
- 非ステロイド型MRAは上記の課題を克服した薬剤となる可能性がある．
- 降圧作用に加えて，糖尿病における心腎障害に対する作用が検証されている．

ステロイド型MRAと比較した，エサキセレノンの受容体阻害活性や選択性は？

エサキセレノンはミネラルコルチコイド受容体（MR）転写活性化の50％阻害濃度（IC_{50}）が9.4 nMと報告されており，スピロノラクトンやエプレレノンと比して強力なMR抑制作用を有していると考えられる（表1）[1]．エサキセレノンのMRへの選択性は他のステロイド受容体の1,000倍以上と報告されており，その作用はMR特異的である．生体内での半減期も長く，動物モデルにおいてはエサキセレノン0.5 mg/kgの降圧作用は，スピロノラクトン100 mg/kgとほぼ同等であることが報告されており，強力なMR抑制作用と降圧作用を有することが明らかとなっている．

ステロイド型MRAと比較した，フィネレノンの受容体阻害活性や選択性は？

フィネレノンによるMR転写活性化のIC_{50}は18 nMと，エサキセレノンと同様に強力であり，その作用は高度にMR選択的である（表2）[2]．また，フィネレノンは極性が高く，体内での分布がエプレレノンやスピロノラクトンとは異なることが報告されている．フィネレノンはステロイド型ミネラルコルチコイド受容体拮抗薬（MRA）と比べて心臓へ分布しやすいとされ，心保護効果につながる可能性もある．

適応症および腎障害患者への投与について

スピロノラクトンは高血圧症，浮腫・腹水，原発性アルドステロン症に対して適応があり，エプレレノンは高血圧症および心不全に対して適応を取得している．原発性アルドステロン症での検討から，スピロノラクトンの力価はエプレレノンの2～2.5倍程度と考えられるが，一方でスピロノラクトンを高用量で使用すると，女性化乳房などの他のステロイド受容体への非選択的作用に伴う症状が出現しやすい．新しい非ステロイド型MRAは強力なMR抑制作用と高い選択性を併せもつことが明らかとなっており，既存のステロイド型MRAの課題を克服できる可能性がある．

エサキセレノンについては，高血圧症に対する第3相臨床試験にてエサキセレノン2.5 mg/日のエプレレノン50 mg/日に対する非劣性が示され，高

表1 エサキセレノン，スピロノラクトン，エプレレノンの IC_{50} 値

Test compound	IC_{50} (nM)			
	MR	GR	AR	PR
CS-3150	9.4	> 10,000	> 10,000	> 10,000
スピロノラクトン	36	764	133	1,200
エプレレノン	713	3,060	> 100,000	> 100,000

MR：ミネラルコルチコイド受容体，GR：グルココルチコイド受容体，AR：アンドロゲン受容体，PR：プロゲステロン受容体

(文献1)より引用)

表2 フィネレノンのステロイド受容体に対する IC_{50} 値

IC_{50} (nM)			
MR	GR	AR	PR
18	≧ 10,000	≧ 10,000	≧ 10,000

MR：ミネラルコルチコイド受容体，GR：グルココルチコイド受容体，AR：アンドロゲン受容体，PR：プロゲステロン受容体

(文献2)より引用改変)

血圧症に対し承認申請が行われた．また，エサキセレノン，フィネレノンともに糖尿病性腎臓病における有用性を検証する臨床試験が行われており，糖尿病性臓器合併症への保護薬としても期待される．なお，ステロイド型MRAと同様，非ステロイド型MRAにも血清K濃度上昇作用があり，ステロイド型MRAと比し高K血症のリスクが軽減するか否かについては今後の検証が必要である．

●● 文献 ●●

1) Arai, K et al：Pharmacological profile of CS-3150, a novel, highly potent and selective non-steroidal mineralocorticoid receptor antagonist. Eur J Pharmacol 761：226-234, 2015
2) Kolkhof, P et al：30 YEARS OF THE MINERALOCORTICOID RECEPTOR：Mineralocorticoid receptor antagonists：60 years of research and development. J Endocrinol 234：T125-140, 2017

●● 参考文献 ●●

1) Arai, K et al：CS-3150, a novel non-steroidal mineralocorticoid receptor antagonist, prevents hypertension and cardiorenal injury in Dahl salt-sensitive hypertensive rats. Eur J Pharmacol 769：266-273, 2015
2) Karashima, S et al：Comparison of eplerenone and spironolactone for the treatment of primary aldosteronism. Hypertens Res 39：133-137, 2016
3) de Gasparo, M et al：Antialdosterones：incidence and prevention of sexual side effects. J Steroid Biochem 32：223-227, 1989

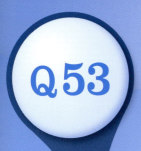

Q53 非ステロイド型MRAにはどのようなものがあるのでしょうか？

柴田　茂

- 開発が進む非ステロイド型MRAとしてエサキセレノンとフィネレノンがある．
- エサキセレノンは高血圧症に対する有効性が確認されている．
- フィネレノン，エサキセレノンはともに糖尿病性腎臓病に対する第3相臨床試験が進行中である．

エサキセレノンとは？

エサキセレノン（esaxerenone：開発コードCS-3150）は第一三共株式会社により開発中の非ステロイド型ミネラルコルチコイド受容体拮抗薬（MRA）である（図1）[1]．米国Exelixis社と第一三共株式会社との共同研究で見出された．アルドステロンによるミネラルコルチコイド受容体（MR）転写活性化を選択的かつ強力に抑制する．

フィネレノンとは？

フィネレノン（finerenone：開発コードBAY94-8862）は100万種類もの化合物のスクリーニングを経て，バイエル社のDr. Kolkhofらにより同定された非ステロイド型MRAである（図1）[1]．エサキセレノンと同様に強力なMR阻害活性と高度の選択性を有しており，MRの機能獲得型変異体（MR^{S810L}）に対しても抑制作用を示すとされる．

エサキセレノンの現在の開発状況

本邦において本態性高血圧患者1,001名を対象

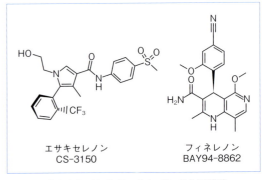

図1　エサキセレノンとフィネレノンの化学構造
（文献1）より引用改変）

とした第3相臨床試験（ESAX-HTN試験）が実施され，エプレレノンとの無作為化二重盲検比較試験により降圧効果と安全性が評価された．その結果，主要評価項目である12週時の降圧作用において，エサキセレノン2.5mg/日のエプレレノン50mg/日に対する非劣性が示された．また，2.5mg/日・5mg/日の降圧効果に用量反応性が確認され，安全性上の新たな懸念は認められなかった．この結果を受けて，2018年2月に高血圧症に対し承認申請が行われている．

アンジオテンシンⅡ受容体拮抗薬（ARB）または

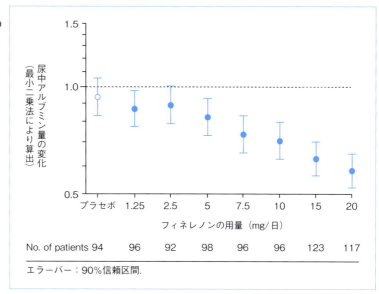

図2 糖尿病性腎臓病におけるフィネレノンの効果（ベースラインからのAlb尿の減少率）

（文献2）より引用）

アンジオテンシン変換酵素（ACE）阻害薬を投与中の微量アルブミン（Alb）尿を有する2型糖尿病患者を対象として，52週時の尿中Alb減少効果を検証するためのプラセボ対照二重盲検比較試験（ESAX-DN試験）が進行中である．

フィネレノンの現在の開発状況

心不全を有する慢性腎臓病患者を対象とした第2相臨床試験では，フィネレノンが脳性ナトリウム利尿ペプチド brain natriuretic peptide（BNP）を減少させることが報告された．また腎障害を有する糖尿病患者821名に対してフィネレノンの蛋白尿減少効果を検証した臨床試験 ARTS-DN（Mineralocorticoid Receptor Antagonist Tolerability Study-Diabetic Nephropathy）では，90日時の尿中Alb/クレアチニン（Cr）比がフィネレノンにより用量依存性に低下することが示されている（図2）[2]．

現在，糖尿病性腎臓病に対する有用性を検証する2つの第3相臨床試験が行われている．FIDELIO-DKDはAlb尿（300mg/gCr以上）を有する糖尿病性腎臓病患者を対象とし，フィネレノンの腎保護効果を検証する試験である（エンドポイント：40％以上のeGFR低下あるいは腎死・腎不全の発症）．FIGARO-DKDでは，尿中Alb 30～300mg/gCrの糖尿病性腎臓病患者を対象に，フィネレノンの心血管保護効果を検証することを目的としている．

•● 文献 ●•

1) Kolkhof, P et al：30YEAR OF THE MINERALCORTICOID RECEPTOR：Mineralocorticoid receptor antagonists：60 years of research and development. J Endocrinol 234：T125-140, 2017
2) Bakris, GL et al：Effect of finerenone on albuminuria in patients with diabetic nephropathy：a randomized clinical trial. JAMA 314：884-894, 2015

•● 参考文献 ●•

1) Kato, M et al：Single-and multiple-dose escalation study to assess pharmacokinetics, pharmacodynamics and safety of oral esaxerenone in healthy Japanese subjects. Br J Clin Pharamacol 84：1821-1829, 2018

Q54 非ステロイド型MRAの降圧効果に関して教えてください

市原淳弘

A
・フィネレノンは十分量で降圧効果を発揮する．
・日本人では比較的低用量のフィネレノンでも降圧効果を発揮する．
・フィネレノンの降圧効果には個人差がある．

はじめに

次世代非ステロイド型MRAのうち，フィネレノンの臨床研究結果のみが開示されているため，本項ではフィネレノンの降圧効果について述べる．

低用量では降圧効果が小さい

軽症～中等症の慢性腎臓病を合併した慢性心不全患者392名を対象に，フィネレノンの2.5，5，10mgが4週間投与され，スピロノラクトン25/50mgによる効果と比較検討された[1]．対象者の66.6％が高血圧患者であり，94.9％がレニン・アンジオテンシン系（RAS）阻害薬を，93.4％がβ遮断薬を，89.0％が利尿薬をすでに内服しており，平均収縮期血圧は，127.3mmHgであった．その結果，スピロノラクトン投与では有意な−10.1mmHgと収縮期血圧の有意な低下を認めたのに対し，フィネレノン投与による血圧低下は−1.9～−4.2mmHgと小さく，プラセボによる血圧低下度と差がなかった．

十分量で降圧効果を発揮するが，日本人では比較的低用量でも降圧する

アルブミン尿または軽症～中等症の慢性腎臓病を合併し，アンジオテンシン変換酵素阻害薬（ACE阻害薬）やアンジオテンシンⅡ受容体拮抗薬（ARB）を内服中で血清K値4.8mmol/L以下の2型糖尿病患者821名を対象に，フィネレノンの1.25，2.5，5，7.5，10，15，25mgのいずれかが90日間投与された[2]．いずれの群においても89.6～98.0％が高血圧患者であり，38.0～52.9％がACE阻害薬を，47.1～62.0％がARBを，39.2～54.3％がβ遮断薬を，43.5～57.4％がサイアザイド系利尿薬を，19.0～28.3％がループ利尿薬を，50.0～76.3％がCa拮抗薬を既に内服していた．その結果，10mg以下のフィネレノン投与により血圧は低下を示さなかったが，15mg，25mgのフィネレノン投与により収縮期血圧はそれぞれ−5.1mmHg，−4.7mmHg低下した．この研究において日本人96名を抽出し解析すると，図1に示すようにフィネレノンの7.5，10，15，20mgにより平均収縮期血圧はそれぞれ−11.4mmHg，−7.7mmHg，−0.7mmHg，−13.6mmHg低下

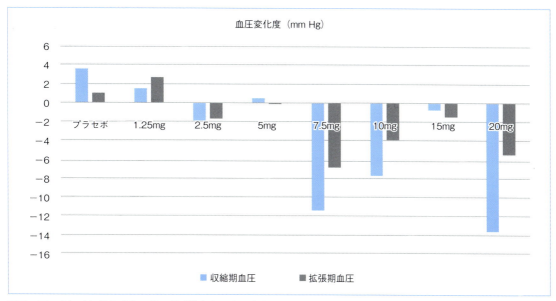

図1 フィネレノン投与90日後の基礎値からの血圧変化
（文献3)より改変引用）

し，日本人においては7.5mg以上のフィネレノンでも降圧効果を示す可能性が示唆された[3]．

降圧効果には個人差がある

2型糖尿病あるいは慢性腎臓病を合併した心不全患者で，収縮期血圧90mmHg以上・血清K値5.0mmol/L以下を示す1,055名が，エプレレノン投与群とフィネレノン群（初期投与量→30日後に増やす量として，2.5→5mg，5→10mg，7.5→15mg，10→20mg，15→20mgの各群）に振り分けられ90日間観察された[4]．いずれの群においても71.5〜75.1%が高血圧患者であり，75.1〜82.2%がACE阻害薬またはARBを，79.7〜89.6%がβ遮断薬をすでに内服していた．フィネレノン投与群全てにおいて，平均収縮期血圧は3mmHg未満の範囲で低下し，その低下度はエプレレノン群と同等であった．同様な研究を日本人72名で施行したところ，フィネレノン10→20mg群で平均収縮期血圧は−7.8→−10.6mmHg低下し，フィネレノン15→20mg群で平均収縮期血圧は−18.4→−9.2mmHg低下していた[5]．しかし血圧変化の標準偏差は大きく，日本人では10mg以下の比較的少量を使用した群においても血圧低下する症例があり，フィネレノンによる降圧効果には個人差がある可能性が示唆された．

●● 文献 ●●

1) Pitt, B et al：Safety and tolerability of the novel non-steroidal mineralocorticoid receptor antagonist BAY 94-8862 in patients with chronic heart failure and mild or moderate chronic kidney disease：a randomized, double-blind trial. Eur Heart J 34：2453-2463, 2013
2) Bakrs, GL et al：Effect of Finerenone on Albuminuria in Patients With Diabetic Nephropathy：A Randomized Clinical Trial. JAMA 314：884-894, 2015
3) Katayama, S et al：A randomized controlled study of finerenone versus placebo in Japanese patients with type 2 diabetes mellitus and diabetic nephropathy. J Diabetes Complications 31：758-765, 2017
4) Filippatos, G et al：A randomized controlled study of finerenone vs. eplerenone in patients with worsening chronic heart failure and diabetes mellitus and/or chronic kidney disease. Eur Heart J 37：2105-2114, 2016
5) Sato, N et al：A Randomized Controlled Study of Finerenone vs. Eplerenone in Japanese Patients With Worsening Chronic Heart Failure and Diabetes and/or Chronic Kidney Disease. Circ J 80：1113-1122, 2016

Q55 非ステロイド型MRAの腎保護効果の機序と糖尿病性腎症に対する効果に関して教えてください

柴田洋孝

A
- 2型糖尿病による糖尿病性腎症（尿中Alb＞30mg/gCr）患者に，ARBまたはACE阻害薬に加えて非ステロイド型MRAのフィネレノンを併用するとAlb尿が用量依存性に減少した（ARTS-DN試験）．
- ARTS-DN試験では，副作用としての高K血症の頻度は少なかった．

ARTS-DN試験およびARTS-DN Japan試験の結果は？

ARTS-DN（Mineralocorticoid Receptor Antagonist Tolerability Study-Diabetic Nephropathy）試験とは，2型糖尿病で微量アルブミン（Alb）（尿中Alb排泄量が30mg/gCr以上）以上のAlb尿陽性で腎機能が推定糸球体濾過量 estimate glomerular filtration rate（eGFR）＞30mL/分/1.73m^{2}で，アンジオテンシンⅡ受容体拮抗薬（ARB）またはアンジオテンシン変換酵素（ACE）阻害薬を内服中の823名を対象として，プラセボ（N＝94）と非ステロイド型ミネラルコルチコイド受容体拮抗薬（MRA）のフィネレノン（N＝729）を1.25，2.5，5，7.5，10，15，20mg/日の7種類の用量で90日間投与したPhase 2試験である．試験の結果は，レニン・アンジオテンシン系（RAS）阻害薬＋フィネレノン投与にてAlb尿は有意に減少した（図1)[1]．また，高K血症の頻度は，プラセボ0％に対して，フィネレノン7.5mg（2.1％），15mg（3.2％），20mg（1.7％）であった[1]．

ARTS-DN Japan試験は，日本人の2型糖尿病の糖尿病性腎症患者96名を対象に，ARBまたは

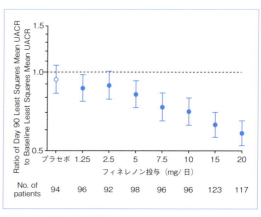

図1 ARTS-DN試験
2型糖尿病（微量Alb尿以上，eGFR＞30mL/分/1.73m^2，ACE阻害薬またはARB内服中）患者にプラセボまたはフィネレノンの併用を90日間行ったところ，フィネレノンは1.25，2.5，5，7.5，10，15，20mg/日と用量依存性にAlb尿の減少を認めた．
UACR：urine albumin-to-creatinine ratio 尿中アルブミン/クレアチニン比
（文献1）より引用改変）

ACE阻害薬に加えてプラセボまたはフィネレノンを投与した試験である．日本人での結果は，プラセボと比較してフィネレノン投与群ではAlb尿の有意な減少効果を認め，副作用としての高K血症を認めなかった[2]．以上の試験結果から2型糖尿病で糖尿病性腎症に対してRAS阻害薬とフィネレノン

の併用は腎保護効果があり，高K血症の副作用を増やさずに投与できることが示された．

糖尿病性腎症に対するMRAの適応は？

CKDに合併する高血圧のうち蛋白尿陽性の症例に対しては，ARBやACE阻害薬が第一選択薬となり，蛋白尿陰性ではARB，ACE阻害薬，Ca拮抗薬，利尿薬のいずれかが第一選択薬とされている．糖尿病性腎症では，ARB，ACE阻害薬，レニン阻害薬などRAS阻害薬の併用は高K血症は腎機能障害などのためメリットがなく原則禁忌とされている．

しかし，RAS阻害薬（ARBまたはACE阻害薬）とMRAの併用によりAlb尿が減少することが示されている．18のランダム化試験（糖尿病患者1,786名）の結果の解析から，ARBまたはACE阻害薬単独治療群と比べて，ARBまたはACE阻害薬＋MRA治療群では有意にAlb尿と血圧の減少効果を認めたが，GFRは有意な変化がなく，高K血症の頻度は有意に上昇した[3]．

糖尿病性腎症に対するMRA投与の注意点は？

エプレレノンの適応で糖尿病性腎症で蛋白尿，Alb尿陽性例には原則禁忌とされている理由は，腎機能低下に対するMRA投与により高K血症のリスクが高くなることであり，糖尿病性腎症に適合しないわけではない．むしろMRAは，糖尿病性腎症のAlb尿の減少効果が示されている．しかし，現行のエプレレノンは適応外となることから，非ステロイド型MRAに期待が高まっている．現在，日本ではエサキセレノン，フィネレノンの2剤に対する第3相臨床試験が行われており，糖尿病性腎症でAlb尿陽性例がどのような扱いになるかは不明であるが，禁忌でなくなれば血清K濃度をモニタリングしながらAlb尿の減少効果が期待される．

•● 文献 ●•

1) Bakris, GL et al : Effect of finerenone on albuminuria in patients with diabetic nephropathy : a randomized clinical trial. JAMA 314 : 884-894, 2915
2) Katayama, S et al : A randomized controlled study of finerenone versus placebo in Japanese patients with type 2 diabetes mellitus and diabetic nephropathy. J Diabetes Complications 31 : 758-765, 2017
3) Sun, LJ et al : Effects of mineralocorticoid receptor antagonists on the progression of diabetic nephropathy. J Diab Invst 8 : 609-618, 2017

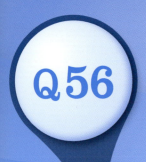

Q56 非ステロイド型MRAの心不全に対する効果に関して教えてください

山田臣太郎・小室一成

- 糖尿病合併HFrEF患者に対して，従来のステロイド型MRAと同等の効果があり，副作用は少ない．
- 第2b相臨床試験までしか終了しておらず，今後の臨床試験の結果を待つ必要がある．

HFrEF患者への期待の新薬

駆出率が低下した心不全heart failure with reduced ejection fraction（HFrEF）患者へのミネラルコルチコイド受容体拮抗薬（MRA）の投与は日本循環器学会のガイドラインでclass I，エビデンスレベルAで推奨されている[1]．しかし，MRAがきちんと投与されている症例は必ずしも多くない．米国のデータでは，投与されるべきHFrEF患者の約3割しか投与されていないとの報告もある[2]．

HFrEF患者の多くは，アンジオテンシン変換酵素（ACE）阻害薬あるいはアンジオテンシンII受容体拮抗薬（ARB）が投与されており，また慢性腎臓病の合併も多い．そのような中で，スピロノラクトンを積極的に併用すると，血清Kの上昇に伴う死亡，入院などが増加するとの報告もあり[3]，投与を躊躇する症例も少なくない．MRA投与が望ましいHFrEF症例でも，腎機能増悪，高K血症のリスクを懸念し，投与を断念した症例を筆者自身も数多く経験してきた．

そのような背景の中で登場したのが，非ステロイド型MRAフィネレノンである．スピロノラクトンと同程度にミネラルコルチコイド受容体（MR）に対する親和性が高く，エプレレノンと同程度に他のステロイドホルモン受容体への親和性が低い．また，スピロノラクトンとエプレレノンの分布が腎臓へ大きく偏るのに対して，フィネレノンは心臓と腎臓への分布のバランスがとれている（表1）．これらのことから，心保護作用を維持しつつ，腎機能障害や高K血症のリスクが軽減，女性化乳房など他のステロイドホルモン受容体を介した副作用も軽減することが期待され，すでにいくつかの臨床試験が行われている．

従来のステロイド型MRAに比して効果は同等，副作用は軽減

ここでは，Peiらによるメタ解析を紹介する[4]．3つのランダム化比較第2b相試験における延べ1,520名の2型糖尿病を合併したHFrEF患者を対象としている．フィネレノン（2.5→5mg/日，5→10mg/日，7.5→15mg/日，10→20mg/日，15→20mg/日）またはエプレレノン（25mg隔日投与→25mg/日→50mg/日）を投与し，90日後を比較している．いずれの論文でも，治療前後においてN末端プロB型ナトリウム利尿ペプチド（NT-

表1 各MRAの特徴

	構造	MRへの親和性	他のステロイドホルモン受容体への親和性	組織への分布
フィネレノン	非ステロイド型	↑↑	↓↓	心臓＝腎臓
スピロノラクトン	ステロイド型	↑↑	↑	心臓＜腎臓
エプレレノン	ステロイド型	↑	↓↓	心臓＜腎臓

フィネレノンはMRへの親和性が高く，他のステロイドホルモン受容体への親和性が低い．また，腎臓への分布の偏りがないため，高い心保護作用と副作用の軽減を期待できる．

proBNP)が30％低下した患者数の割合を主要評価項目としており，本メタ解析でもそれを評価している．NT-proBNPが30％低下した患者数の割合はフィネレノンおよびエプレレノンで同等であった．有意差は出なかったものの，フィネレノンは用量依存性に効果が増強する傾向があった．一方，有害事象をフィネレノン10→20mg/日投与群とエプレレノン投与群で比較すると，治療を要した有害事象はフィネレノン投与群で有意に少なく，血清K値は低い傾向である一方，推定糸球体濾過量 estimate glomerular filtration rate (eGFR) 値は高い傾向があった．

また，日本でもランダム化比較試験が行われており，上述のメタ解析の3本のうち1本は日本人を対象としたものである．佐藤らが2016年に報告したARTS-HF (minerAlocorticoid Receptor antagonist Tolerability Study Heart Failure) JAPAN試験である[5]．残念ながら，本試験では治療効果および有害事象ともに有意差が出なかった．ただし，やはり7.5mg/日以上の高用量群で効果が強い傾向ある一方，有害事象ではそのような傾向はなかった．日本人を対象とした非常に重要な試験ではあるが，患者数が72名と他の2つの試験と比較すると小規模であったため，この試験単独では解釈が難しい点も多い．

これらの結果を踏まえると，フィネレノンは糖尿病および慢性腎臓病合併のあるHFrEF患者，特に高K血症のリスクが懸念される患者で積極的な使用を検討できる．また，用量依存性の可能性もあり，可能な限りの増量が望ましいかもしれない．

現在，行われた臨床試験は第2b相臨床試験までしかない．しかも患者背景が糖尿病合併と限られており，積極的な使用には今後の報告を待つ必要がある．しかし，その作用機序からは結果を強く期待できる薬剤である．

●● 文献 ●●

1) 日本循環器学会/日本心不全学会：急性・慢性心不全診療ガイドライン (2017年改訂版)．http://www.j-circ.or.jp/guideline/pdf/JCS2017_tsutsui_h.pdf (2018年9月閲覧)
2) Greene, SJ et al：Medical therapy for heart failure with reduced ejection fraction：The CHAMP-HF Registry. J Am Coll Cardiol 72：351-366, 2018
3) Juurlink, DN et al：Rates of hyperkalemia after publication of the randomized aldactone evaluation study. N Engl J Med 351：543-551, 2004
4) Pei, H et al：The use of novel non-steroidal mineralocorticoid receptor antagonist finerenone for the treatment of chronic heart failure：A systematic review and meta-analysis. Medicine (Baltimore) 97：e0254, 2018
5) Sato, N et al：A randomized controlled study of finerenone vs. eplerenone in Japanese patients with worsening chronic heart failure and diabetes and/or chronic kidney disease. Circ J 80：1113-1122, 2016

●● 参考文献 ●●

1) Naegele, M et al：Finerenone in heart failure：walking a fine line. Eur Heart J 37：2115-2117, 2016

Q57 非ステロイド型MRAの副作用に関して教えてください

市原淳弘

A
- 副作用として，鼻咽頭炎，下痢，CK上昇，筋攣縮，眩暈などがある．
- 治療に関連した副作用は，ステロイド型MRAより有意に少ない．
- 血清K上昇やeGFR減少は，ステロイド型MRAより小さい傾向である．

治療に関連した副作用？

腎症を合併しアンジオテンシン変換酵素阻害薬やアンジオテンシンⅡ受容体拮抗薬を内服中で血清K値4.8mmol/L以下の2型糖尿病患者821名を対象に，フィネレノンの1.25，2.5，5，7.5，10，15，25mgのいずれかを90日間投与したBakrisらの研究において，10mgより多いフィネレノンを投与された群の1.46%に治療に関連した副作用〔鼻咽頭炎，下痢，クレアチニンキナーゼcreatinekinase (CK) 上昇，筋攣縮，眩暈など〕を認めた[1]．しかし，これら治療に関連した副作用は，偽薬投与群といずれの量のフィネレノン投与群との間で，有意な差を認めなかった．

また，軽症〜中等症の慢性腎臓病を合併した慢性心不全患者392名を対象に，フィネレノンの2.5，5，10mgが4週間投与され，スピロノラクトン25/50mgによる効果と比較検討した研究[2]，2型糖尿病あるいは慢性腎臓病を合併した心不全患者で，収縮期血圧90mmHg以上・血清K値5.0mmol/L以下を示す1,055名をエプレレノン投与群とフィネレノン群に振り分けて90日間観察したARTS-HF (minerAlocorticoid Receptor antagonist Tolerability Study-Heart Failure) 研究[3]，ARTS-HF研究を日本人72名で施行したARTS-HF Japan研究[4]の結果を用いて，非ステロイド型ミネラルコルチコイド受容体拮抗薬 (MRA) であるフィネレノンとステロイド型MRAであるスピロノラクトンやエプレレノンとの間で安全性について比較検討したメタ解析研究が報告されている[5]．このメタ解析によると，図1[5]に示すように10mgのフィネレノンはスピロノラクトンやエプレレノンと比べて，有意に治療に関連した副作用が少なかった．

高K血症？

Bakrisらの研究[1]によると，糖尿病腎症stage 3の患者における5.6mmol/L以上の高K血症の発症頻度は，フィネレノンの1.25，2.5，5，7.5，10，15，25mg投与群それぞれにおいて，2.7，0，0，5.4，0，4.1，6.3%であり，2.5mg以上の投与群において6.0mmol/L以上の高K血症を呈した患者は一人もいなかった．メタ解析[5]においても，10mgのフィネレノンによる血清K値の変化は，スピロノラクトンやエプレレノンによる血清K値の変化と比べて，有意差はないものの小さい傾向を

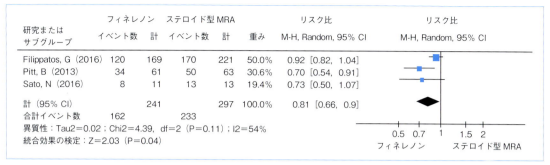

図1 治療に関連した副作用におけるフィネレノンとステロイド型MRAとの比較検討
（文献5）より引用改変）

示した〔平均差mean difference（MD）=−0.14, 95%信頼区間confidence interval（CI）：−0.30〜0.02, P=0.09〕．

腎機能低下？

Bakrisらの研究[1]によると，推定糸球体濾過量estimate glomerular filtration rate（eGFR）減少の発症頻度は，フィネレノンの1.25, 2.5, 5, 7.5, 10, 15, 25mg投与群それぞれにおいて，2.1, 3.3, 4.0, 2.1, 2.0, 1.6, 0.8%であり，プラセボ群の2.1%と同等であった．メタ解析[5]においても，10mgのフィネレノンによるeGFR変化は，スピロノラクトンやエプレレノンによるeGFR変化と比べて，有意差はないものの小さい傾向を示した（MD=2.07, 95%CI：−0.04〜4.17, P=0.05）．

●● 文献 ●●

1) Bakris, GL et al：Effect of Finerenone on Albuminuria in Patients With Diabetic Nephropathy：A Randomized Clinical Trial. JAMA 314：884-894, 2015
2) Pitt, B et al：Safety and tolerability of the novel non-steroidal mineralocorticoid receptor antagonist BAY 94-8862 in patients with chronic heart failure and mild or moderate chronic kidney disease：a randomized, double-blind trial. Eur Heart J 34：2453-2463, 2013
3) Filippatos, G et al：A randomized controlled study of finerenone vs. eplerenone in patients with worsening chronic heart failure and diabetes mellitus and/or chronic kidney disease. Eur Heart J 37：2105-2114, 2016
4) Sato, N et al：A Randomized Controlled Study of Finerenone vs. Eplerenone in Japanese Patients With Worsening Chronic Heart Failure and Diabetes and/or Chronic Kidney Disease. Circ J 80：1113-1122, 2016
5) Pei, H et al：The use of a novel non-steroidal mineralocorticoid receptor antagonist finerenone for the treatment of chronic heart failure：A systematic review and meta-analysis. Medicine（Baltimore）97：16（e0254），2018

和文索引

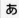
あ

アルドステロン 014, 016, 025, 030, 036, 072
――感受性遠位ネフロン 006
――合成酵素 018
――ブレークスルー〔現象〕 041, 049, 057, 063, 096, 104

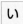
い

インスリン抵抗性 020, 094

え

エサキセレノン 124, 126, 128
エプレレノン 046, 051, 059, 067, 071, 073, 077, 084, 086, 105, 107, 118, 122
遠位尿細管 108

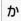
か

海馬 032
褐色細胞 020
活性酸素種 018
カテコラミン 021
カンレノ酸カリウム 067

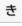
き

偽性アルドステロン症 013
急性心筋梗塞 084

く

グルココルチコイド 014, 016
――受容体 002

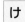
け

血管内皮機能 094
血管内皮細胞 018, 032, 094
血管平滑筋細胞 018
血清K〔値〕 116, 127
ゲノム作用 003, 023
原発性アルドステロン症 054

こ

高K血症 058, 092, 111, 114, 118, 127, 136
抗アンドロゲン作用 084
交感神経系 021
交感神経抑制作用 087
高血圧 039
抗動脈硬化作用 099
高齢 110, 115
コルチゾール 027
コルチゾン 012
コントロール不良高血圧 045

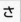
さ

サイアザイド 102
左室肥大 042
酸化ストレス 031, 090

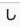
し

糸球体上皮細胞 109
糸球体濾過量 107
ジヒドロピリジン系Ca拮抗薬 123
脂肪細胞 008, 018
――オートファジー 020
上皮成長因子 029
上皮組織 008
食塩摂取欲求 033
女性化乳房 047
腎機能障害 115
心筋細胞 018
心筋線維化 091
心筋リモデリング抑制作用 086
心血管系 008
心原性ショック 075
腎上皮細胞 006
心臓移植 074
心臓細胞死 091
心臓突然死 058, 077
身体活動度 082
心肥大 090
心不全 079, 116, 131

す

推定糸球体濾過量 137
ステージD重症心不全 075
ステロイド型MRA 123, 136
ステロイド骨格 122

せ

スピロノラクトン 046, 051, 067, 071, 072, 077, 079, 086, 105, 107, 118, 122, 130

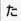
せ

線維化 039, 062

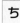
た

体液管理 102
タクロリムス 118
脱共役蛋白質 019

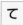
ち

中枢神経系 009
治療抵抗性高血圧 044, 051, 094, 112
治療抵抗性心不全 074

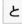
て

低K血症 092
低Na血症 111

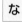
と

頭側延髄腹外側野 022
糖尿病性腎症 042, 107, 132
動脈硬化 034
動脈スティフネス 094
特発性アルドステロン症 054

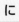
な

内皮細胞 034
内分泌性副作用 122

に

尿蛋白 039

の

脳小血管病 032

は

白色脂肪細胞 019

ひ

非ゲノム作用 003, 023
非ステロイド型MRA 134, 136

微量 Alb 尿　047

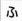

フィネレノン　130, 132, 134
副腎静脈サンプリング　055
副腎腺腫　054
プロテインキナーゼC　029
　——ベータ（PKCβ）　113

平滑筋細胞　034

補助人工心臓　074

ま

マクロファージ　035

慢性腎臓病　039, 046, 104, 130
慢性心不全　102, 130

水・電解質代謝　108
ミネラルコルチコイド受容体
　⇒〔MR〕参照
ミネラルコルチコイド受容体拮抗薬
　⇒〔MRA〕参照

め

メタボリックシンドローム（Mets）
　040
免疫細胞　009

リガンド依存性 MR 活性化　025

リガンド非依存性 MR 活性化　025
利尿薬　065

る

ループ利尿薬　102

れ

レニン　100
　——・アンジオテンシン・アルドステロン系　014, 036
レプチン　020, 029

英文索引

11β-hydroxysteroid dehydrogenase type 2（11β-HSD2） 010, 012, 113
2型糖尿病 131
50％阻害濃度（IC$_{50}$） 126
75歳以上の高齢者 110

ALBATROSS研究 089
AME症候群 013
ARR（PAC/PRA） 054
ARTS-DN Japan試験 132
ARTS-DN試験 132
ARTS試験 124

C

cardio ankle vascular index（CAVI） 094
chronic kidney disease（CKD） 039
CIBIS Ⅲ 064
CYP11β2 010, 014

E

elongation factor eleven-nineteen lysine-rich leukemia 017
EMPHASIS-HF研究 059, 099
ENaC 006
EPHESUS試験 077, 084, 089, 099
ESAX-DN試験 129
ESAX-HTN試験 128

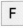

FIDELIO-DKD 129

FIGARO-DKD 129
flow mediated vasodilation（FMD） 094

GPER-1 023

H

HFpEF 049, 062, 079
HFrEF 059, 062, 070, 077

J-EMPHASIS-HF研究 059

K

K吸着薬 106
K値 092
K保持性利尿薬 067, 104, 122

M

MR 008, 030, 036, 090, 094
――-associated hypertension 112
――関連高血圧 028, 112
――親和性 049
――選択性 049, 084
MRA 051, 059, 072, 102, 116

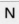

NADPHオキシダーゼ 109
Na$^+$-Cl$^-$共輸送体 100
Na$^+$-K$^+$-2Cl$^-$共輸送体 100
Na$^+$チャネル 100

O結合型β-N-アセチルグルコサミン（O-GlcNAc）修飾 113

PATHWAY-2試験 045
pulse wave velocity（PWV） 094

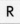

quality of life（QOL） 082

R

Rac1 015, 029, 031
RALES試験 077, 088, 099
REMINDER試験 089
rostral ventrolateral medulla（RVLM） 022

SGK1 006
ST上昇型心筋梗塞 088

titration 070
TOPCAT試験 079, 082
triple blockade（triple therapy） 063, 064
Type1受容体 002
Type2受容体 002

検印省略

心臓を守る！ミネラルコルチコイド受容体拮抗薬

MRAの実力をQ&Aで解き明かす

定価（本体5,000円+税）

2019年3月5日 第1版 第1刷発行

編 者	伊藤 浩（いとう ひろし）
発行者	浅井 麻紀
発行所	株式会社 文 光 堂
	〒113-0033 東京都文京区本郷7-2-7
	TEL (03)3813-5478（営業）
	(03)3813-5411（編集）

© 伊藤 浩, 2019　　　　　　　　　　　　　印刷・製本：広研印刷

乱丁，落丁の際はお取り替えいたします．

ISBN978-4-8306-1946-5　　　　　　　　　　　　Printed in Japan

・本書の複製権，翻訳権・翻案権，上映権，譲渡権，公衆送信権（送信可能化権を含む），二次的著作物の利用に関する原著作者の権利は，株式会社文光堂が保有します．
・本書を無断で複製する行為（コピー，スキャン，デジタルデータ化など）は，私的使用のための複製など著作権法上の限られた例外を除き禁じられています．大学，病院，企業などにおいて，業務上使用する目的で上記の行為を行うことは，使用範囲が内部に限られるものであっても私的使用には該当せず，違法です．また私的使用に該当する場合であっても，代行業者等の第三者に依頼して上記の行為を行うことは違法となります．
・JCOPY〈出版者著作権管理機構 委託出版物〉
　本書を複製される場合は，そのつど事前に出版者著作権管理機構（電話03-5244-5088, FAX 03-5244-5089, e-mail：info@jcopy.or.jp）の許諾を得てください．